康复照护师

实操教程

（初级）

密忠祥　主编

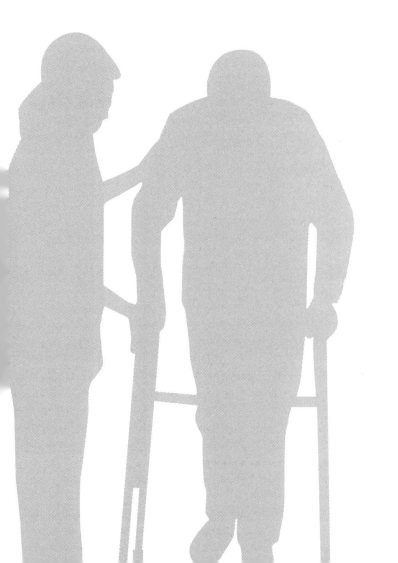

青岛出版集团 ｜ 青岛出版社

图书在版编目（CIP）数据

康复照护师实操教程. 初级 / 密忠祥主编. — 青岛：
青岛出版社，2024.7

ISBN 978-7-5736-1954-9

Ⅰ.①康… Ⅱ.①密… Ⅲ.①康复医学－护理学－教
材 Ⅳ.①R47

中国国家版本馆CIP数据核字（2024）第035725号

KANGFU ZHAOHUSHI SHICAO JIAOCHENG（CHUJI）

书　　名	**康复照护师实操教程（初级）**
主　　编	密忠祥
出版发行	青岛出版社
社　　址	青岛市崂山区海尔路182号（266061）
本社网址	http：//www.qdpub.com
邮购电话	0532-68068091
责任编辑	王秀辉
校　　对	刘　青
制　　版	青岛乐喜力科技发展有限公司
印　　刷	青岛双星华信印刷有限公司
出版日期	2024年7月第1版　2024年7月第1次印刷
开　　本	16开（787mm×1092mm）
印　　张	15
字　　数	300千字
书　　号	ISBN 978-7-5736-1954-9
定　　价	68.00元

编校印装质量、盗版监督服务电话　4006532017　　0532-68068050

《康复照护师实操教程（初级）》
编委会

主　编：密忠祥

副主编：胡春英　卢迪迪　贾彦梅　张红云

编　委：（以姓氏拼音顺序排名）

陈　聪	陈大军	陈立嘉	陈仁雪	陈　叙	程先宽	丛　芳
邓巧婧	杜晓霞	樊　华	樊祥德	郭曼婷	郭志华	何　征
胡春英	黄富表	黄秋晨	贾彦梅	贾懿琳	李德盛	李可欣
李　葳	李　雯	栗　亮	梁一雄	刘海娟	刘劲松	刘松怀
卢迪迪	卢守四	卢讯文	密忠祥	庞子建	宋佳佳	苏国栋
苏佳鹏	孙迎春	孙悦梅	唐千乇	万玲芳	汪　雯	王　楚
王炯桢	王　林	卫冬洁	魏　蕾	伍文清	谢家兴	杨　阳
叶　淼	于丽丽	张广善	张红云	张津沁	张　倩	张庆苏
张晓钰	赵克聪	赵　爽	周　越			

总　序

　　随着人类社会的发展与进步，现代康复医学已经成为医学领域不可缺少的重要组成部分。特别是近些年，随着康复医学在患者功能重建、提高生活能力、改善生存质量等方面的重要作用日益凸显，康复医学的地位得到了全社会的认可，被称为"第四医学"。

　　康复医学，作为医学的重要分支之一，旨在通过系统的专业治疗和康复训练，帮助广大患者从先天残疾、疾病、损伤或手术中尽快恢复各项机体功能，有效恢复或提升其生存方面的能力。1981年世界卫生组织（WHO）为康复提出了明确的定义：综合地、协调地应用医学的、教育的、社会的、职业的各种方法，使病、伤、残者（包括先天性残疾）已经丧失的功能尽快地、最大可能地得到恢复和重建，使他们在体格上、精神上、社会上和经济上的能力得到尽可能的恢复，重新走向生活、工作和社会。

　　在当今医学领域的快速发展中，康复医学作为一门关乎人类健康和生活质量的重要学科，正日益引起人们的广泛关注。本丛书从探讨康复医学的重要意义以及未来发展方向出发，精准聚焦失能人士在实际生活中亟待解决的功能训练、生活照料和家庭护理等方面存在的问题，提出具体的解决方案和应对技术，为广大失能朋友开展居家康复照护服务提供了一个全新的视角。

　　庞大的人口基数和老龄化社会的快速到来，对我国康复医学的发展提出了严峻挑战。目前，我国8500万残疾人中的60%有迫切的康复需求，4400万失能和半失能老人均需要康复服务的介入。但是，从目前我国康复机构的承载能力分析，现有的医疗机构或康复机构只能满足新发病人的康复需求，绝大部分患者只能生活在自身家庭、养老机构或托养机构，而这些场所均缺乏完善的康复服务。多年来，如何在家庭、社区甚至养老机构开展科学有效的康复训练，一直是制约我国康复事业发展的问题。正是基于全面解决家庭和基层社区康复这一问题，我们全面梳理分析了当前我国康复医学发展的现状，提出建立康复照护服务体系，将康复训练、生活照料、家庭护理有机地融为一体，从根本上解决失能患者出院后的各方面的康复需求问题。

家庭是患者康复过程中不可或缺的一部分，亲人的支持和关怀对患者的康复有着不可替代的作用，本丛书还就如何发挥家庭成员作用、如何进行家庭无障碍和适老化改造、如何实施家庭急救等方面的问题进行了深入的探讨，以保证在家庭环境中提供更全面、更人性化的康复服务。

　　通过本丛书，我们期望更多的社会读者能够深刻地理解康复医学的重要性，了解其未来发展的趋势，同时认识到家庭康复在整个康复过程中的关键作用。愿本书成为康复照护专业人士、患者及其家庭的有益指南，共同推动康复医学领域不断取得新的成就。

编委会

2024 年 3 月

前　言

在医学与康复领域的快速进步中，家庭康复训练、生活照料，以及家庭护理的重要性愈发显著。本丛书深入研究了这一系列领域的关键技术，旨在为未来从事康复照护服务的从业人员以及患者家庭提供全面科学的操作指导。

家庭康复训练是患者（即被照护者）康复过程中的最后一环，也是实现患者回归家庭、回归社会的最终手段，极端重要，不可或缺。家庭康复特别强调在被照护者亲密且熟悉的家庭环境中，通过专业的康复训练技术帮助被照护者实现身体和心理的功能康复。本丛书将全面探讨家庭康复训练的有关技术、方法，同时涵盖居家康复的计划制订、实操训练、辅具使用等具体内容，以及与被照护者及其家庭有效沟通的关键技巧。

生活照料是被照护者居家生活的重要组成部分。从日常起居到饮食照料，再到活动转移等，每个方面都关系到被照护者的生活质量提升问题。本丛书将详细指导康复照护师如何在居家生活照料中为被照护者提供个性化的服务，确保他们在家庭环境中获得最佳的生活照料。

此外，本丛书还重点关注家庭护理在康复中的应用，详细介绍如何在家庭中建立积极的康复护理支持，促进被照护者更好地融入正常生活。

最后，本丛书还突出了家庭康复训练、生活照料，以及家庭护理的综合作用，并通过这种综合性的康复模式，最大可能地满足被照护者的需求，科学有效地提高他们的生活质量。

我们一方面期望读者能够通过阅读本丛书更深入地理解家庭康复训练、生活照料，以及家庭护理的重要性，并将这些理论和技能应用于实际工作和生活中，提升有康复需求的家庭成员的康复效果，为他们创造更好的居家生活；另一方面希望本丛书能够成为未来康复照护从业人员的专业培训用书，成为广大医疗专业人士和康复从业者的有益指南，帮助社会培养更多的康复照护专业人员，推动康复事业向全方位、全过程、全覆盖、高质量的方向迈进，共同推动家庭康复领域的进步。

密忠祥

2024 年 3 月

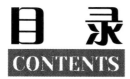

目录
CONTENTS

第二部分　言语功能训练

第三部分　生活照料

第一部分

肢体功能障碍

第一章 职业模块一 上肢功能障碍

第一节 上肢关节活动范围的维持与改善

关节活动范围是指关节活动时所通过的轨迹，而每个关节都有各自正常的活动范围，也就是关节活动范围的参考值，主要包括前屈—后伸、内收—外展、内旋—外旋等。用来维持和恢复关节活动范围的练习动作，称为关节活动范围训练。

关节活动的维持与改善，主要依靠照护师对被照护者的关节进行的被动活动。关节的被动活动是指被照护者肢体没有主动发力参与，而是借外力对被照护者的关节进行生理活动范围内的活动。当然，如果没有被照护者主动地发力参与，其关节活动范围只是维持，被动活动的同时，被照护者主动参与运动，会大幅度地提高关节活动的范围。下面在介绍被动活动的同时，也会相应指出主动活动的操作方式。

被动活动的目的就是通过适当的关节被动运动，保持肌肉的生理长度和张力，以及保持关节的正常活动范围。被动活动对维持与恢复关节正常活动范围有较大的帮助，是维护关节正常形态和功能不可缺少的方法之一，特别适合有轻度关节粘连或肌痉挛的被照护者。对于肌肉瘫痪的被照护者，在神经功能恢复前尽早进行关节的被动活动，可以达到维持关节正常活动范围的目的。相应的主动活动，一般与被动活动相同，依靠被照护者主动发力来促进关节活动范围的增大。被动活动每次通常需要 10～15 分钟，每天进行 1～3 次，主动活动每一组可进行 5～8 个动作，每天进行 2～3 组。

一、肩关节活动训练

（一）上肢肩关节屈曲活动

1. 体位摆放　被照护者仰卧位，双上肢自然伸展放于体侧。

2. 肢体移动　照护师一只手握住被照护者的腕关节或前臂，另只手扶持其肘关节，然后缓慢地将被照护者上肢向上高举过头（图 1-1-1）。

3. 主动活动　主动活动为相同体位下，被照护者将上肢举过头顶。

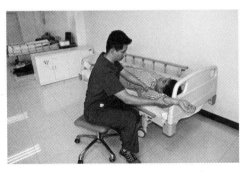

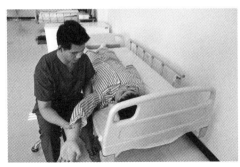

图 1-1-1　上肢肩关节屈曲活动　　　　图 1-1-2　上肢肩关节外展活动

（二）上肢肩关节外展活动

1. 体位摆放　被照护者仰卧位，双上肢自然伸展放于体侧。

2. 肢体活动　照护师一只手握住被照护者腕关节或前臂，另只手扶持其肘关节下方，然后缓慢将被照护者上肢沿床面方向向头部靠拢，但当被照护者上肢被动移到外展 90° 时，要注意将其上肢外旋后再继续移动，直至上肢接近同侧耳部（图 1-1-2）。

3. 主动活动　主动活动为相同体位下，被照护者主动将上肢沿着床面抬至耳边。

（三）上肢肩关节旋转活动

1. 体位摆放　被照护者仰卧位，肩关节外展 90°，肘关节屈曲 90°。

2. 肢体活动　照护师一手固定被照护者的上臂，另一只手握住其腕关节，将前臂向头侧和脚侧方向交替旋转（图 1-1-3）。

3. 主动活动　主动活动为相同体位下，被照护者主动将前臂向上下转动。

二、肘关节活动训练

上肢肘关节屈伸活动

1. 体位摆放　被照护者仰卧位，上肢呈外展位。

2. 肢体移动　照护师一手固定被照护者肘关节，另一只手握住其前臂做肘关节的屈伸动作（图 1-1-4）。

3. 主动活动　主动活动为相同体位下，被照护者主动发力即可。

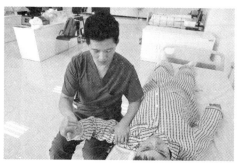

图 1-1-3　上肢肩关节旋转活动

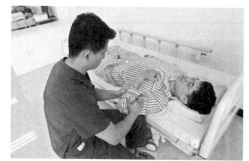

图 1-1-4　上肢肘关节屈伸活动

三、前臂活动训练

上肢前臂的旋转活动

1. 体位摆放　被照护者仰卧位，肘屈曲 90°。

2. 肢体移动　照护师双手交叉握住被照护者腕关节上方然后旋转其前臂，做旋前、旋后的动作（图 1-1-5）。

3. 主动活动　主动活动为相同体位下，被照护者主动旋转手臂即可。

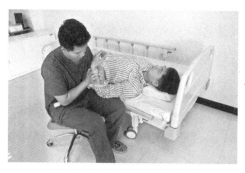

图 1-1-5　上肢前臂旋转活动

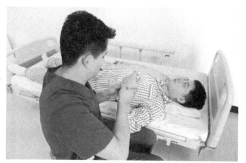

图 1-1-6　上肢腕关节屈伸活动

四、腕关节活动训练

上肢腕关节屈伸活动

1. 体位摆放　被照护者仰卧位，肘屈曲。

2. 肢体移动　照护师一手握住被照护者腕关节的上方，另一只手握住其腕关节的下方，做腕关节的屈曲伸展动作，或者如图所示，适合范围较小的活动（图 1-1-6）。

3. 主动活动　主动活动为相同体位下，被照护者仅需主动发力，将腕关节向掌侧和背侧活动即可。

第二节　上肢肌力增强

　　照护师根据被照护者现有肌力检查等级来选择相应的训练方式。0～1级肌力建议被照护者主观想象肢体运动并配合照护师进行被动活动；1～3级肌力建议照护师让被照护者进行辅助－主动训练；3～4级建议照护师让被照护者进行主动训练和抗阻训练。

　　本节主要介绍上肢常用徒手肌力训练和器械抗阻肌力强化训练，实际操作中照护师可依据被照护者肌力水平，调整施加阻力还是助力，即辅助－主动训练还是抗阻训练。阻力除了照护师用自己的手施力在被照护者肢体上之外，还可以借助哑铃、沙袋、弹力带，或是家中随手可用的物品作为重物抗阻，如装满水的水瓶可代替哑铃使用。

一、肩部肌肉强化训练

（一）仰卧位上肢前方上抬（肩关节屈曲）步骤

　　1. 被照护者仰卧位，上肢伸直，手心朝向体侧（图1-1-7，a）。

　　2. 照护师一手握在被照护者前臂，一手在肘部上方施加向床面方向的压力（图1-1-7，b）。

　　3. 口令提示被照护者抵抗阻力，在身体侧面向头顶方向抬起上肢（图1-1-7，c）。

　　4. 被照护者亦可手握适宜重量的哑铃，抵抗重物抬起上肢（图1-1-7，d）。

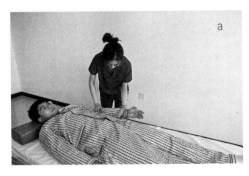
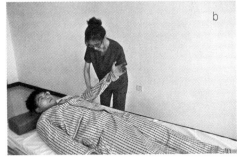
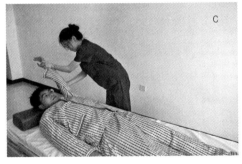
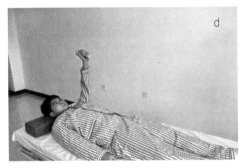

图1-1-7　仰卧位上肢前方上抬（肩关节屈曲）

（二）仰卧位上肢背后下压（肩关节伸展）步骤

1. 被照护者仰卧位，上肢伸直，手心朝向体侧。

2. 照护师把被照护者的上肢向头侧上抬至上臂接近耳侧（图 1-1-8，a）。

3. 照护师一手握在被照护者前臂，一手在肘部上方施加向头顶方向的压力（图 1-1-8，b）。

4. 口令提示被照护者抵抗阻力，向身体背面下压上肢，胳膊从头侧回到体侧（图 1-1-8，c）。

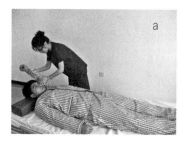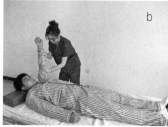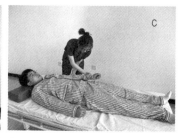

图 1-1-8　仰卧位上肢背后下压（肩关节伸展）

（三）仰卧位上肢屈肘侧方上抬（肩关节外展）步骤

1. 被照护者仰卧位，上肢置于身体两侧，照护师弯曲被照护者肘部，使前臂垂直于床面（图 1-1-9，a）。

2. 照护师一手握在被照护者腕部，一手握在肘外侧施加向内的推力（图 1-1-9，b）。

3. 口令提示被照护者肘部对抗向内的推力，上臂在身体侧面向上展出，直至上臂上抬至水平位（图 1-1-9，c）。

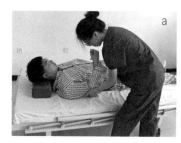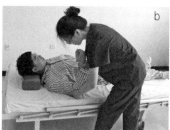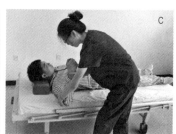

图 1-1-9　仰卧位上肢屈肘侧方上抬（肩关节外展）

（四）仰卧位上肢屈肘侧方下降（肩关节内收）步骤

1. 被照护者仰卧位，上肢置于身体两侧，照护师弯曲被照护者肘部，使前臂垂直于床面，上臂在身体侧方沿床面上抬至水平位（图 1-1-10，a）。

2. 照护师一手握在被照护者腕部，一手握在肘内侧施加向外的推力（图 1-1-10，b）。

3. 口令提示被照护者肘部对抗向外的推力，上臂在身体侧面向下降、向内收，上臂回到体侧（图 1-1-10，c）。

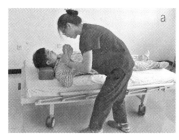
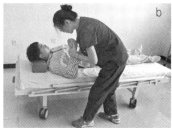
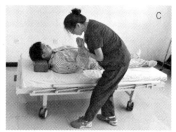

图 1-1-10　仰卧位上肢屈肘侧方下降（肩关节内收）

（五）仰卧位上肢屈肘向头侧旋转（肩关节外旋）步骤

1. 被照护者仰卧位，照护师弯曲被照护者肘部，使前臂垂直于床面，手心朝向脚底，上臂在身体侧面向外分出（图 1-1-11，a）。

2. 照护师一手在被照护者上臂固定，一手在前臂施加向脚底方向转动的力（图 1-1-11，b）。

3. 口令提示被照护者抵抗向下的力，前臂主动向头顶方向转动（图 1-1-11，c）。

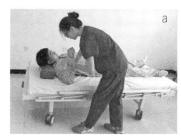
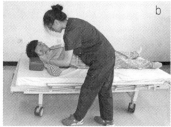
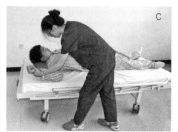

图 1-1-11　仰卧位上肢屈肘向头侧旋转（肩关节外旋）

（六）仰卧位上肢屈肘向脚侧旋转（肩关节内旋）步骤

1. 被照护者仰卧位，照护师弯曲被照护者肘部，使前臂垂直于床面，手心朝向脚底，上臂在身体侧面向外分出（图 1-1-12，a）。

2. 照护师一手在被照护者上臂固定，一手在前臂施加向头顶方向的拉力（图 1-1-12，b）。

3. 口令提示被照护者抵抗向上的拉力，前臂向脚底方向转动（图 1-1-12，c）。

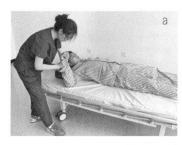
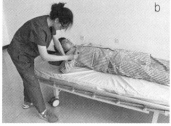
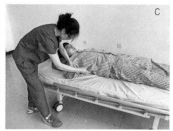

图 1-1-12　仰卧位上肢屈肘向脚侧旋转（肩关节内旋）

（七）仰卧位上肢前方上抬伴向外下压（肩关节水平外展）步骤

1. 被照护者仰卧位，上肢伸直于体侧，照护师在前方抬高被照护者上肢，至上臂垂直于床面，肘部可弯曲或伸直（图1-1-13，a）。

2. 照护师一手在被照护者上臂辅助，一手在前臂外侧施加向身体内侧的推力（图1-1-13，b）。

3. 口令提示被照护者抵抗推力，上肢主动向身体外侧下压至床面（图1-1-13，c）。

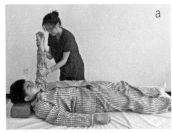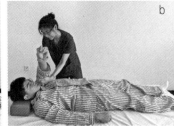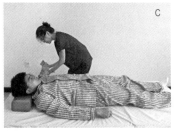

图1-1-13　仰卧位上肢前方上抬伴向外下压（肩关节水平外展）

（八）仰卧位上肢前方上抬伴向内下压（肩关节水平内收）步骤

1. 被照护者仰卧位，上肢置于体侧，照护师在前方抬高被照护者上肢，至上臂垂直于床面，肘部可弯曲或伸直（图1-1-14，a）。

2. 照护师一手在被照护者上臂辅助，一手在前臂内侧施加向身体外侧的拉力（图1-1-14，b）。

3. 口令提示被照护者抵抗拉力，上肢主动向身体内侧下压，手向对侧肩部靠近（图1-1-14，c）。

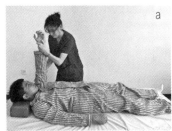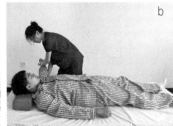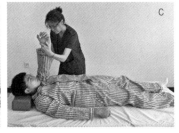

图1-1-14　仰卧位上肢前方上抬伴向内下压（肩关节水平内收）

二、肘部肌肉强化训练

（一）仰卧位前臂上勾（肘屈曲）步骤

1. 被照护者仰卧位，上肢置于体侧，肘部伸直，前臂可处于不同位置，手心朝上、手背朝下、拇指朝上（图1-1-15，a），该动作亦可在坐位下进行训练。

2. 照护师一手在被照护者上臂固定，一手在前臂远端施加向下的拉力（图1-1-15，b）。

3. 口令提示被照护者抵抗拉力弯曲肘部，前臂上勾，靠近上臂（图1-1-15，c）。

4. 被照护者亦可手握适宜重量的哑铃，抵抗重物，前臂上勾（图1-1-15，d）。

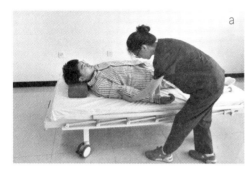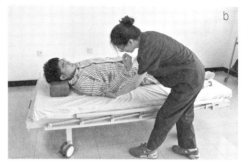
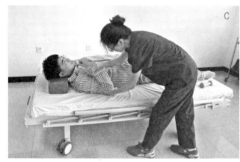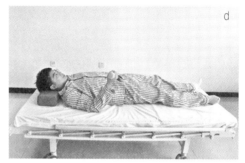

图1-1-15　仰卧位前臂上勾（肘屈曲）

（二）仰卧位前臂下伸（肘伸展）步骤

1. 被照护者仰卧位，上肢置于体侧，照护师抬起被照护者前臂靠近上臂，肘部弯曲（图1-1-16，a）。

2. 照护师一手在被照护者上臂固定，一手在前臂远端施加向下的推力（图1-1-16，b）。

3. 口令提示被照护者抵抗推力，前臂向下方伸，远离上臂，伸直肘部（图1-1-16，c）。

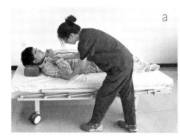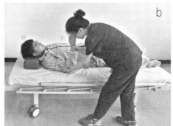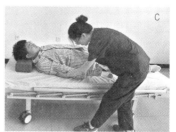

图1-1-16　仰卧位前臂下伸（肘伸展）

（三）仰卧位屈肘前臂转动至手心朝向脚侧（前臂旋前）步骤

1. 被照护者仰卧位，上肢置于体侧，照护师弯曲被照护者肘部，使前臂与床面垂直，手心朝向体侧（图 1-1-17，a）。

2. 照护师双手握住被照护者前臂远端施加把手心转向头侧的力（图 1-1-17，a）。

3. 口令提示被照护者抵抗阻力，前臂向下转动，手心转向脚底侧（图 1-1-17，b）。

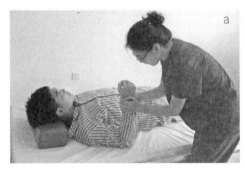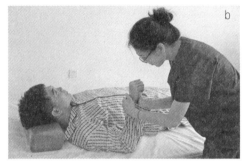

图 1-1-17 仰卧位屈肘前臂转动至手心朝向脚侧（前臂旋前）

（四）仰卧位屈肘前臂转动至手心朝向头侧（前臂旋后）步骤

1. 被照护者仰卧位，上肢置于体侧，照护师弯曲被照护者肘部，使前臂与床面垂直，手心朝向体侧（图 1-1-18，a）。

2. 照护师双手握住被照护者前臂远端施加把手心转向脚侧的力（图 1-1-18，a）。

3. 口令提示被照护者抵抗阻力，前臂向上转动，手心转向头侧（图 1-1-18，b）。

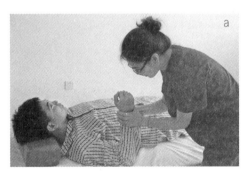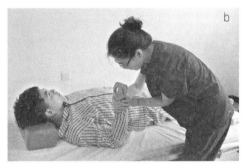

图 1-1-18 仰卧位屈肘前臂转动至手心朝向头侧（前臂旋后）

三、腕部肌肉强化训练

（一）仰卧位手掌上抬（腕掌屈）步骤

1. 被照护者仰卧位，上肢伸展，手心朝上置于床面（图 1-1-19，a）。

2. 照护师一手在被照护者前臂固定，一手在手掌根部施加向下的拉力（图 1-1-19，b）。

3. 口令提示被照护者对抗拉力，向上弯曲手掌（图 1-1-19，c）。

4.被照护者亦可手握适宜重量的哑铃，抵抗重物，上抬手掌（图1-1-19，d）。

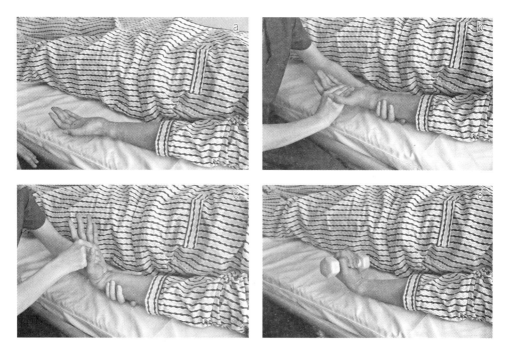

图 1-1-19 仰卧位手掌上抬（腕掌屈）

（二）仰卧位手背上抬（腕背伸）步骤

1.被照护者仰卧位，上肢伸展，手心朝下置于床面（图1-1-20，a）。

2.照护师一手在被照护者前臂固定，一手在手背施加向下的拉力（图1-1-20，b）。

3.口令提示被照护者对抗拉力，向上弯曲手背（图1-1-20，c）。

4.被照护者亦可手握适宜重量的哑铃，抵抗重物，上抬手背（图1-1-20，d）。

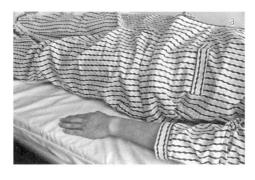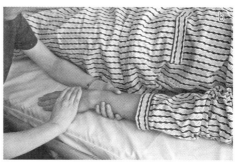

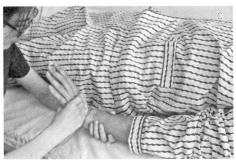
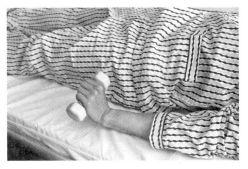

图 1-1-20　仰卧位手背上抬（腕背伸）

（三）仰卧位手掌向拇指侧弯（腕桡偏）步骤

1. 被照护者仰卧位，上肢伸展，手心朝上置于床面（图 1-1-21，a）。

2. 照护师一手在被照护者前臂固定，一手在其手部拇指侧施加向内的推力（图 1-1-21，a）。

3. 口令提示被照护者对抗推力，手掌向拇指侧弯曲（图 1-1-21，b）。

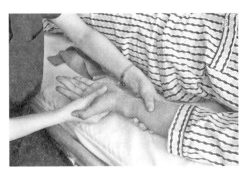
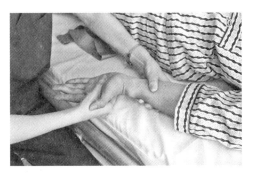

图 1-1-21　仰卧位手掌向拇指侧弯（腕桡偏）

（四）仰卧位手掌向小指侧弯（腕尺偏）步骤

1. 被照护者仰卧位，上肢伸展，手心朝下置于床面（图 1-1-22，a）。

2. 照护师一手在被照护者前臂固定，一手在手部小指侧施加向内的推力（图 1-1-22，a）。

3. 口令提示被照护者对抗推力，手掌向小指侧弯曲（图 1-1-22，b）。

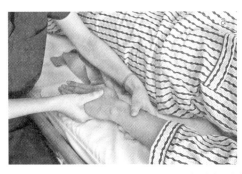
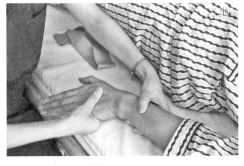

图 1-1-22　仰卧位手掌向小指侧弯（腕尺偏）

第三节 呼吸排痰技术

一、放松腹肌

1. 沟通 向被照护者说明准备为其放松腹肌，让被照护者做好身心准备。

2. 放松腹肌（图 1-1-23）

（1）让被照护者平躺，如果其活动不便，可以辅助被照护者慢慢躺在床上。

（2）协助被照护者双膝关节微屈，可以在膝关节下方垫软枕或毛巾卷，深呼吸，放松。

（3）照护师立于被照护者一侧，双手放在其腹肌上，交替按摩腹肌。

（4）每一侧放松 10 ~ 15 次。

3. 洗净双手。

注意事项：用指腹和手掌按摩腹部，不要用指尖。手掌温度要适宜，不要太凉。

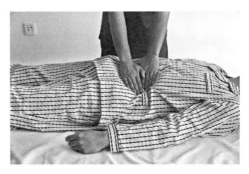

图 1-1-23 放松腹肌

二、桥式训练

1. 沟通 向被照护者说明准备为其进行桥式训练，并详细解释运动方法，让被照护者做好身心准备。

2. 桥式训练（图 1-1-24）

（1）让被照护者平躺，如果其活动不便，可以辅助被照护者慢慢躺在床上。

（2）被照护者双腿屈曲，双足踩在床面上。

（3）在被照护者一侧辅助其用力缓慢抬起臀部和背部，同时缓慢吸气，使臀部和背部离开床面。

（4）缓慢放下臀部和背部，同时缓慢呼气。

（5）重复进行 5 ~ 10 次。

3. 洗净双手。

注意事项：在被照护者一侧做好辅助和保护，其臀部抬起的高度应适宜，不要引起过度疲劳。

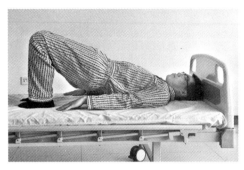

图 1-1-24　桥式训练

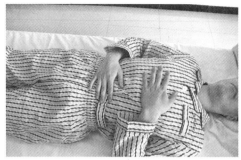

图 1-1-25　腹式呼吸

三、腹式呼吸

1. 沟通

（1）向被照护者说明准备开始腹式呼吸训练，让被照护者做好身心准备。

（2）向被照护者解释腹式呼吸的方法和要点。

2. 腹式呼吸（图 1-1-25）

（1）让被照护者平躺，若其活动不便，可辅助其慢慢躺在床上。

（2）让被照护者一手放在胸部，一手放在腹部。

（3）告诉被照护者吸气时经鼻吸入，呼气时经口缩唇（吹口哨样）呼出。

（4）开始缓慢深呼吸，吸气和呼气时间都尽量延长。

（5）经鼻吸气时，尽量扩张腹部，缩唇呼气时，尽量回缩腹部，少用胸部。

（6）反复练习，仔细体会呼吸和腹部的扩张和回缩。每组进行 10～15 次深呼吸。

3. 洗净双手。

注意事项：如果被照护者很难完成腹式呼吸，不要硬性要求被照护者腹部的扩张和回缩，防止被照护者出现呼吸困难，训练时若发现被照护者呼吸不顺畅，应立即停止训练。

四、叩背

1. 沟通

（1）向被照护者讲解叩背方法，让被照护者做好身心准备。

（2）讲解叩背排痰对于预防肺部感染的重要性，引导被照护者正确认识其作用，克服对疼痛的恐惧心理。

（3）准备好薄毛巾。

2. 叩拍（图 1-1-26）

（1）让被照护者平躺，若其活动不便，可以辅助被照护者慢慢躺在床上。

（2）协助被照护者双手交叉抱于胸前，缓慢翻身至侧卧位，照护师用一只手固定住其肩部，保持脊柱平直，并注意保暖，防止坠床。

（3）在被照护者背部垫上薄毛巾，可以减轻叩背带来的疼痛。

（4）照护师将手掌微屈成空杯状，手背隆起，手掌中空，拇指靠拢食指，手腕放松，以手腕为支点，借助腕关节的摆动有节律地叩拍被照护者背部，由外周向中央叩拍。叩拍幅度 5～10cm，频率 2～5 次/秒，每一侧 3～5 分钟。叩拍时结合被照护者的耐受程度，适当调整叩拍力度，不要造成被照护者不适。

（5）协助被照护者向另一侧翻身，用同样的方法叩拍。

（6）协助被照护者平躺回原来的体位。

3. 整理

（1）收好毛巾。

（2）洗净双手。

（3）观察被照护者有没有痰，若有痰，鼓励被照护者咳痰或者找医疗人员及时吸痰。

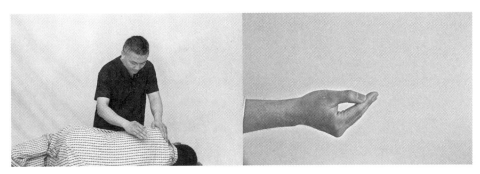

图 1-1-26　叩拍和叩拍手形

注意事项：

（1）叩拍时避开脊椎、胸骨、肝、肾等部位。

（2）叩拍前询问被照护者是否有骨折、心肺疾患等病史，并得到医疗人员的同意后再进行。

（3）叩拍应在餐前 30 分钟或餐后 2 小时进行，如果有雾化吸入，则在雾化吸入后进行。

五、侧胸廓拉伸

1. 沟通

（1）向被照护者说明准备为其进行侧胸廓拉伸训练，讲明活动要点，让其做好身心准备。

（2）要求被照护者在训练过程中尽量配合呼吸，缓慢地进行深呼吸，以达到更好的效果。

2. 侧胸廓拉伸运动（图1-1-27）

（1）让被照护者平躺，若其活动不便，可以辅助被照护者慢慢躺在床上。

（2）协助被照护者双手交叉抱于胸前，缓慢翻身至面向照护师的侧卧位，照护师用一只手固定住被照护者肩部，保持脊柱平直，并注意保暖，防止坠床。

（3）被照护者侧卧位（图片为仰卧位，便于展示动作），上侧上肢置于体侧，照护师站在被照护者一侧。

（4）被照护者吸气时，嘱其慢慢吸气，照护师一只手辅助被照护者将一侧肩关节逐渐屈曲至终末端。另一只手置于被照护者同侧下胸廓，向下施力引导，充分诱导牵拉侧胸廓，帮助其充分吸气。呼气时，嘱其慢慢呼气，照护师双手跟随胸廓回复原位，同时辅助被照护者将肩关节回复初始位置。

（5）被照护者屈曲活动时，以屈曲遇到阻力时的角度为屈曲的最大角度，有阻力则停止屈曲，不要引起疼痛。

（6）配合呼吸重复进行上述活动，每侧进行10～15次。

（7）协助被照护者回复原始体位。

3. 洗净双手。

注意事项：

（1）运动时，一定要保护肩关节，不要求一定达到180°。

（2）运动过程中，注意观察并询问被照护者，有没有出现疼痛，出现疼痛即刻停止运动，并告知医疗人员。

（3）运动时，注意呼吸和运动的配合，吸气时肩屈曲，呼气时复位。

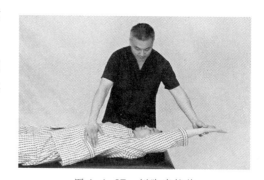

图1-1-27　侧胸廓拉伸

（4）被照护者侧卧位时，要注意安全，防止被照护者坠床。

六、肩关节屈曲拉伸训练

1. 沟通

（1）向被照护者说明准备为其进行肩关节屈曲拉伸训练，讲明活动要点，让被照护者做好身心准备。

（2）要求被照护者在训练过程中尽量配合呼吸，缓慢地进行深呼吸，以达到更好的效果。

2. 肩关节屈曲拉伸（图 1-1-28）

（1）协助被照护者坐在床边或者椅子上，取舒适体位，两臂自然下垂，双足踩地，与肩同宽。若其活动不便，可以辅助被照护者慢慢躺在床上。

（2）以被照护者坐在床边为例，照护师站在其身后，双手分别握住被照护者双侧上臂，让其开始缓慢深呼吸。

（3）被照护者吸气时，嘱其慢慢吸气，同时协助被照护者双肩关节充分屈曲以牵拉胸廓运动，帮助被照护者充分吸气；被照护者缓慢呼气的同时，照护师协助其肩关节回复至初始位置。

（4）被照护者肩关节屈曲时，以屈曲遇到阻力时的角度为屈曲的最大角度，有阻力则停止屈曲，不要引起被照护者疼痛。

（5）配合呼吸重复进行 10～15 次。

（6）协助被照护者回复原来的体位。

3. 洗净双手。

注意事项：

（1）运动时，一定要保护肩关节，不要求一定达到 180°。

（2）运动过程中，注意观察并询问被照护者，有没有出现疼痛，若出现疼痛即刻停止运动，并告知医疗人员。

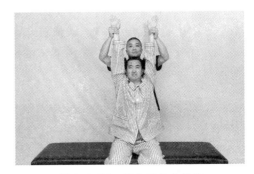

图 1-1-28　肩关节屈曲拉伸

（3）运动时，注意呼吸和运动的配合，吸气时肩屈曲，呼气时复位。

（4）如果被照护者活动不便，可以辅助被照护者慢慢躺在床上，在床上进行肩关节屈曲拉伸运动。

七、肩关节外展拉伸训练

1. 沟通

（1）向被照护者说明准备为其进行肩关节外展拉伸训练，讲明活动要点，让被照护者做好身心准备。

（2）要求被照护者在训练过程中尽量配合呼吸，缓慢地进行深呼吸，以达到更好的效果。

2. 肩关节外展拉伸（图 1-1-29）

（1）协助被照护者坐在床边或者椅子上，取舒适体位，两臂自然下垂，双足踩地，与肩同宽。如果被照护者活动不便，可以辅助被照护者慢慢躺在床上。

（2）以被照护者坐在床边为例，照护师站在其身后，双手分别握住被照护者双侧上臂，让其开始缓慢深呼吸。

（3）被照护者吸气时，嘱其缓慢吸气，同时协助被照护者双肩关节水平外展，以牵拉胸廓运动，帮助被照护者充分吸气；在被照护者缓慢呼吸的同时协助其肩关节回复至初始位置。

（4）被照护者肩关节外展时，以外展遇到阻力时的角度为外展的最大角度，有阻力则停止外展（水平外展的活动范围为 0°～120°），不要引起被照护者疼痛。

（5）配合呼吸重复进行 10～15 次。

（6）协助被照护者回复原来的体位。

3. 洗净双手。

注意事项：

（1）运动时，一定要保护肩关节，外展时若遇到明显阻力则停止进一步活动，不要引起被照护者疼痛。

（2）运动过程中，注意观察并询问被照护者有没有出现疼痛，若出现疼痛即刻停止运动，并告知医疗人员。

（3）运动时，注意呼吸和运动的配合，吸气时肩外展，呼气时复位。

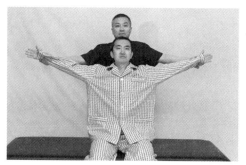

图 1-1-29　肩关节外展拉伸

（4）如果被照护者活动不便，可以辅助被照护者慢慢躺在床上，在床上进行肩关节外展拉伸运动。

八、收肩挺胸运动

1. 沟通

（1）向被照护者说明准备为其进行收肩挺胸运动训练，讲明活动要点，让被照护者做好身心准备。

（2）要求被照护者在训练过程中尽量配合呼吸，缓慢地进行深呼吸，以达到更好的效果。

2. 收肩挺胸运动（图 1-1-30）

（1）协助被照护者坐在床边或者椅子上，取舒适体位，两臂自然下垂，双足踩地，与肩同宽。如果被照护者活动不便，可以辅助被照护者慢慢躺在床上。

（2）以被照护者坐在床边为例，照护师站在其身体一侧，双手分别扶住被照护者双侧肩关节，让被照护者开始缓慢深呼吸。

（3）被照护者吸气时，嘱其缓慢吸气，照护师协助其双侧肩胛骨尽力向内收拢，同时被照护者头后仰并挺胸，充分牵拉胸廓，照护师可适当辅助被照护者增大关节活动幅度，帮助被照护者充分吸气；被照护者缓慢呼气的同时，照护师协助其双肩和头逐渐回复至初始位置。

（4）配合呼吸重复进行 10 ~ 15 次。

（5）协助被照护者回复原来的体位。

3. 洗净双手。

注意事项：

（1）运动过程中，注意观察并询问被照护者，有没有出现疼痛，若出现疼痛即刻停止运动，并告知医疗人员。

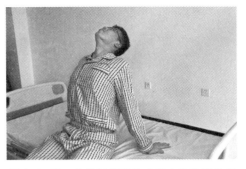

图 1-1-30　收肩挺胸运动（图中为被照护者独立进行此动作）

（2）运动时，注意呼吸和运动的配合，吸气时收肩挺胸，呼气时复位。

（3）收肩后仰运动时，注意安全，防止被照护者过度后仰而跌倒。

（4）如果被照护者活动不便，可以辅助被照护者慢慢躺在床上，在床上进行收肩挺胸运动。

第四节　常用日常生活活动障碍改善方法

日常生活活动障碍的表现形式较多，归纳起来可分为躯体活动障碍、言语功能障碍、感觉器官功能障碍（如视力、听力障碍）、肢体缺损、精神异常等。其中躯体活动障碍的特点包括关节活动受限、肌力下降或丧失、坐位或站立位平衡能力差、心肺功能差、移动能力差而导致日常生活活动（如进食、更衣、如厕等）无法独立完成。但是，通过训练，必要时使用辅助器具，可以使关节活动范围恢复正常、肌力和平衡能力提高、移动能力增强，使日常生活活动障碍问题得到解决。

一、偏瘫被照护者日常生活活动障碍的改善方法

偏瘫的功能训练包括两个部分，即患侧的恢复训练和健侧的辅助代偿训练，重点是患侧的恢复训练。该部分训练开始的时间是被照护者生命体征稳定、神经学症状不再发展后的 48 小时。

（一）起居动作训练

1. 正确的床上姿势摆放　急性期卧床阶段正确的姿势摆放，有利于预防压疮和关

节变形、挛缩。

（1）仰卧位（图1-1-31）：照护师将被照护者的床放平，床头不要抬高，被照护者的患侧手不要握东西，患侧脚下不放置任何东西。

步骤1：头部摆放。被照护者头枕在合适的枕头上，且枕头不要过高。

步骤2：四肢摆放。照护师在被照护者的患侧肩膀下放一个薄枕头，使其肩膀向前伸，肘关节伸直，腕关节向手背方向伸展，手指伸开。患侧膝下外侧放置一个枕头或者毛巾卷，防止这一侧大腿向外旋转。

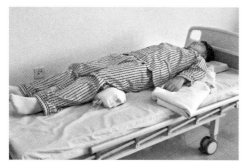
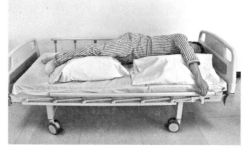

图1-1-31 仰卧位正确床上姿势摆放　　图1-1-32 健侧卧位正确床上姿势摆放

（2）健侧卧位（图1-1-32）：有利于患侧的血液循环，预防患侧下肢肿胀。

步骤1：头部摆放。被照护者头枕在合适的枕头上，且枕头不要过高。

步骤2：躯干摆放。照护师将被照护者身体翻至健侧，与床面垂直，不要向前趴成半俯卧位。

步骤3：四肢摆放。照护师用枕头将被照护者的患侧上肢垫起，使上肢上举约100°。用枕头将患侧腿垫起，保证髋关节和膝关节向前方弯曲，同时脚不能悬在枕头外。

（3）患侧卧位（图1-1-33）：可增加对患侧的刺激，健侧手可以自由活动。

步骤1：头部摆放。被照护者头枕在合适的枕头上，且枕头不要过高。

步骤2：躯干摆放。照护师将被照护者翻身至患侧卧位，使其身体稍向后倾倒，用枕头支撑被照护者后背，并保证稳固。

步骤3：四肢摆放。照护师将被照护者的患侧上肢和肩膀向前伸出，上肢与躯干的角度尽量不要小于90°，手心向上，手腕被动向手背方向伸展。患侧腿伸展，膝盖角度稍弯曲。健侧腿则屈曲放在软枕上，与下方的患侧腿隔开。

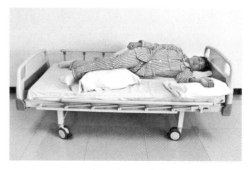

图1-1-33 患侧卧位正确床上姿势摆放

2. 床上翻身训练 偏瘫的被照护者患侧身体不能自主活动，翻身比较困难，如此长期在床上保持一种姿势，容易导致身体与床的接触面出现压疮，有痰者也不利于排痰，时间久了可造成肺部感染，所以应每两小时翻身一次，以防止并发症。

（1）向健侧翻身

步骤1：肢体摆放。被照护者仰卧，照护师将被照护者的健侧腿插入患侧腿下方（图1-1-34，a）。

步骤2：辅助翻身。照护师将自己的双手分别放在被照护者患侧的膝部和肩部，用适当的力量帮助被照护者翻向健侧（图1-1-34，b），并用软枕将被照护者上方的患侧上肢和下肢垫起。

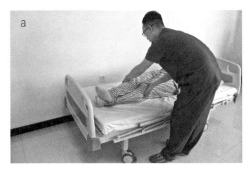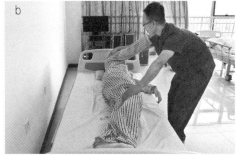

图1-1-34 向健侧翻身

（2）向患侧翻身

步骤1：肢体摆放。被照护者仰卧，照护师帮助被照护者将健侧腿屈膝立起（图1-1-35，a）。

步骤2：辅助翻身。照护师将自己的双手分别放在被照护者健侧的膝部和肩部，用适当的力量帮助被照护者翻向患侧（图1-1-35，b），并用软枕将被照护者上方的健侧上肢和下肢垫起。

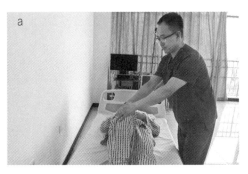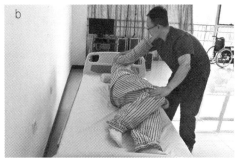

图1-1-35 向患侧翻身

3. 床边坐起训练 由于被照护者患病后长期卧床，可以在开始坐起训练前，将床头逐渐抬高，让被照护者慢慢适应直立的过程，以免因为体位改变较大引起头晕不适。

步骤1：肢体摆放。照护师将被照护者转移至一侧床边，将被照护者双手交叠在一起，并放于腹部上方，双腿交叠（图1-1-36，a）。

步骤2：照护师的辅助工作。照护师一手托住被照护者的肩颈后方，抬起其上半身，同时另一手伸过被照护者的膝盖后方（图1-1-36，b）。

步骤3：辅助躯干直立。照护师继续抬起被照护者上半身，并将被照护者双腿移动至床旁，以骨盆为转动轴，转移成坐位，再将被照护者交叠的双腿分开（图1-1-36，c）。

注意事项：被照护者坐起后也许不能保持良好的稳定状态，照护师需要注意被照护者坐起后的坐位平衡安全问题，防止摔倒。

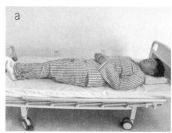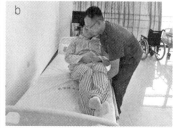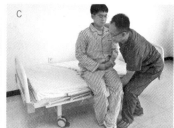

图1-1-36　辅助床边坐起

4.站起训练　当被照护者双腿能进行一定程度负重的时候，就可以开始练习从床边坐位站起。训练的要点是身体重心的移动。

步骤1：辅助站起。照护师将被照护者的双上肢环绕在自己肩颈上，令被照护者用自己的健侧手抓住自己的患侧手，同时照护师用自己的双膝顶住被照护者的膝盖，用力拽住被照护者腰部后方的腰带或者裤子，帮助被照护者站起（图1-1-37，a）。

步骤2：平衡维持。站起过程中，告知被照护者环住自己脖子，不要轻易松手，直至被照护者站立稳定，并保持平衡（图1-1-37，b）。

注意事项：被照护者上身稳定性不佳时，在起身准备过程中，应让被照护者上身稍向照护师身上倾斜，倚靠或者部分倚靠在照护师身上，再帮助被照护者站起，站起后须注意被照护者的站立平衡，防止摔倒。

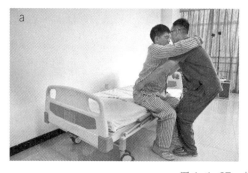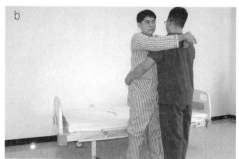

图1-1-37　辅助床边站起

（二）床与轮椅之间转移训练

照护师辅助下从床到轮椅的转移：床与轮椅之间转移的重点是身体重心向健侧转移。

步骤1：轮椅摆放。轮椅靠近被照护者的健侧，并且与床成30°～45°角，将车闸刹住，并且把脚踏板向两侧抬起（图1-1-38，a）。

步骤2：完成转移。照护师用自己的膝盖顶住或夹住被照护者的膝盖，同时弯腰抱住被照护者的腰。以重心垂直线为轴转身，帮助完成转移（图1-1-38，b）。

从轮椅到床之间的转移要点同从床到轮椅的转移。

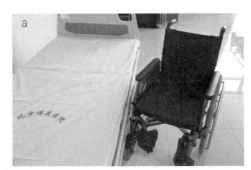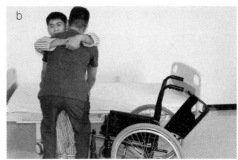

图1-1-38 辅助从床到轮椅转移

二、脊髓损伤日常生活活动障碍的改善方法

（一）起居动作训练

1.正确的床上姿势摆放　正确的姿势摆放有利于预防压疮和关节变形，减少并发症。常见的卧位姿势有仰卧位和侧卧位。

（1）仰卧位（图1-1-39）

步骤1：上肢摆放。照护师在四肢瘫痪的被照护者两侧肩膀下各垫一个薄的软枕，防止肩膀向后退缩。双上肢放在身体的两侧，肘关节伸展开，手指自然弯曲，手里可以拿一个毛巾卷。

步骤2：下肢摆放。照护师在被照护者的双膝下方放置软枕，使被照护者的膝盖稍微弯曲，并在其足底位置放置小枕头，防止两脚下垂。

注意事项：下肢瘫痪被照护者的双上肢可以依据情况自由摆放。

（2）侧卧位（图1-1-40）

步骤1：上肢摆放。被照护者侧卧位时，照护师在被照护者胸前方放置一个软枕，将被照护者下方的上肢放在枕头上，尤其适用于四肢瘫的被照护者。

步骤2：躯干摆放。照护师在被照护者身后放置一个枕头，给予一定的支撑。

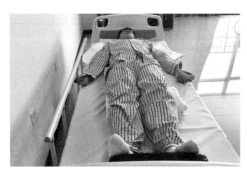 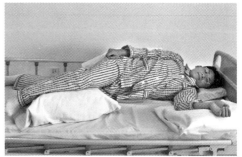

图 1-1-39 仰卧位床上正确姿势摆放　　　图 1-1-40 侧卧位床上正确姿势摆放

步骤 3：下肢摆放。照护师在被照护者的双腿之间放一个枕头，将两腿分隔开，下方的腿伸展开，上方的腿弯曲搭在枕头上。

2. 床上翻身训练　脊髓损伤后如果在床上保持一种姿势太久，则容易出现压疮，所以应该每隔两小时帮助被照护者翻一次身。对于早期的脊髓损伤被照护者，应注意保护他们的脊柱，不要让脊柱产生旋转。

照护师全辅助翻身（向左侧翻身）：照护师站在被照护者的左侧。

步骤 1：肢体摆放。照护师帮助被照护者将右腿立起。

步骤 2：辅助翻身。照护师将被照护者左侧上肢伸展开，防止翻身后挤压到该侧，被照护者右侧的手臂搭放在自己右侧手臂上，同时该侧手扶住被照护者的肩膀，照护师左侧手放在被照护者右侧膝盖处，双手同

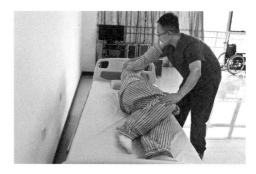

图 1-1-41 照护师辅助翻身

时适度用力带动被照护者，使被照护者翻身向左侧卧位（图 1-1-41）。

步骤 3：调整姿势。辅助被照护者调整好整体姿势，并在被照护者右侧的上肢下面垫上软枕（尤其适用于四肢瘫的被照护者），同时右侧下肢下面也垫上软枕。

3. 床边坐起训练　如果被照护者脊柱的稳定性达到允许坐起的水平，可以开始坐起训练，必要时提前给被照护者穿戴好硬或软的腰围。照护师辅助床边坐起，以四肢瘫被照护者为例。

步骤 1：肢体摆放。照护师将被照护者转移至一侧床边，将被照护者双手交叠在一起，并放于腹部上方，双腿交叠（图 1-1-42，a）。

步骤 2：照护师的辅助工作。照护师一手托着被照护者肩颈后方，抬起其上半身，同时另一手伸过被照护者膝盖后方（图 1-1-42，b）。

步骤 3：辅助躯干直立。照护师继续抬起被照护者上半身，将被照护者双腿移动至

床旁，以骨盆为转动轴，转移成坐位，并将被照护者交叠的双腿分开（图1-1-42，c）。

注意事项：四肢瘫被照护者或者卧床时间较长的被照护者，在坐起过程中容易出现体位性低血压，照护师辅助被照护者坐起的速度应避免过快，同时注意观察和询问被照护者的主观感受，及时进行体位调整。对于上肢支撑功能正常的被照护者，照护师可令被照护者进行自主支撑，同时辅助被照护者将其双腿转移至床边。

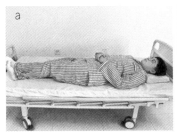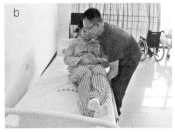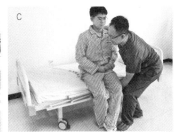

图1-1-42　辅助床边坐起

（二）床与轮椅之间转移训练

对于上肢功能以及支撑能力保留程度不同的被照护者，照护师在辅助转移时借助方式和借助程度均不同，分别以四肢瘫被照护者和截瘫被照护者为例。

1. 四肢瘫被照护者的辅助转移

步骤1：轮椅摆放。轮椅靠近被照护者，并且与床成30°～45°角，将车闸刹住，然后把脚踏板向两侧抬起（图1-1-43，a）。

步骤2：辅助位点。照护师双手抓住被照护者腰部后方的腰带或裤子（当被照护者身体较弱时，照护师双手穿过被照护者的腋下，并环抱住被照护者，以保证安全），使被照护者躯干向前方倾斜，被照护者下巴抵在照护师的一侧肩膀上，同时双上肢环住照护师的颈部。同时照护师用自己的双脚和双膝抵住被照护者的双脚和双膝的外侧（照护师也可以将被照护者的双腿夹在自己两腿中间再进行转移）（图1-1-43，b）。

步骤3：完成转移。照护师将被照护者向上抱起，并以身体重心垂直线为轴，向轮椅方向转动，完成床与轮椅之间的转移，并调整好被照护者的坐姿（图1-1-43，c）。

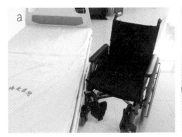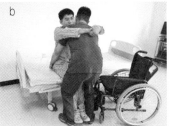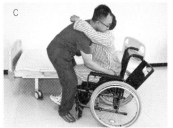

图1-1-43　四肢瘫被照护者的辅助转移

2. 截瘫被照护者的辅助转移　对于上肢支撑功能较好的被照护者，在进行转移时，照护师可以适当减少借助量。

步骤1：轮椅摆放。轮椅靠近被照护者，并且与床成30°～ 45°角，将车闸刹住，然后把脚踏板向两侧抬起（图1-1-44，a）。

步骤2：辅助位点。照护师面向被照护者，采取蹲位，双手放在被照护者的双膝下方，被照护者远侧手扶住轮椅远侧扶手，被照护者近侧手支撑于床上（图1-1-44，b）。

步骤3：完成转移。照护师双手向上轻托起被照护者双膝的同时，令被照护者支撑起上身，迅速完成转移。

注意事项：在转移过程中，照护师托举被照护者双膝的力量依据被照护者上肢支撑能力而定。切忌因托举力量过大导致被照护者支撑不稳而仰倒，或者托举力量不足，导致被照护者转移失败。从轮椅到床之间的转移要点与从床到轮椅的转移要点相同。

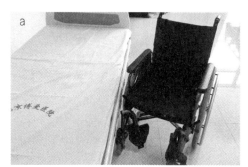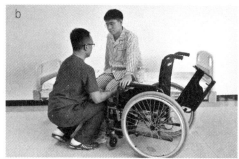

图1-1-44　截瘫被照护者的辅助转移

第一章 职业模块二 下肢功能障碍

第一节 躯干与下肢关节活动的维持与改善

一、下肢关节活动的维持与改善

下肢关节活动的维持与改善和上肢大致相似，都是通过被动活动和主动活动训练相结合的方式进行运动，以达到关节活动度的维持与改善。

二、躯干与下肢关节活动的训练方法

（一）躯干屈曲活动

1. 体位摆放　被照护者仰卧位，双下肢髋关节屈曲，膝关节屈曲，双手放于身侧。

2. 肢体移动　照护师移动被照护者双下肢与骨盆，将脊柱关节逐渐打开，达到放松的目的（图 1-2-1）。

3. 主动活动　在同体位下，被照护者自我主动将双下肢向胸前抱起，重复此动作。

（二）躯干旋转活动

1. 体位摆放　被照护者仰卧位，双下肢髋关节屈曲，膝关节屈曲，双手放于身侧。

2. 肢体移动　照护师一手固定被照护者一侧肩关节，一手侧向移动屈曲的双下肢，通过双下肢的移动，增加被照护者腰段和下胸段椎体的旋转活动（图 1-2-2）。

3. 主动活动　被照护者的主动活动，需

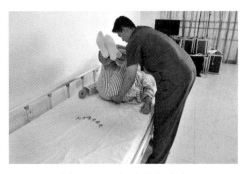

图 1-2-1　躯干屈曲活动

要被照护者先主动屈曲双侧髋、膝关节，然后将蜷缩的双下肢向身体两侧转动。

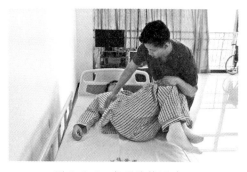 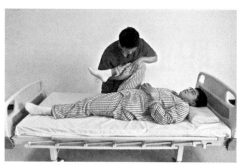

图 1-2-2　躯干旋转活动　　　　　　　　图 1-2-3　髋关节屈曲活动

（三）髋关节屈曲活动

1. 体位摆放　被照护者仰卧位。

2. 肢体移动　照护师一手扶住被照护者小腿，另一只手抓住被照护者足跟或小腿，双手将被照护者大腿沿竖直方向向上弯曲，使大腿前部尽量接近被照护者腹部（图1-2-3）。

3. 主动活动　主动活动同图片中体位，被照护者仅需将大腿向前胸靠近即可。

（四）髋关节内收活动

1. 体位摆放　被照护者仰卧位。

2. 肢体移动　照护师一手握住被照护者踝关节上方，另一只手固定骨盆，将该侧下肢向内侧推动，被动内收被照护者髋部（图1-2-4）。

3. 主动活动　被照护者可在图中体位下，向内侧主动移动一侧下肢。

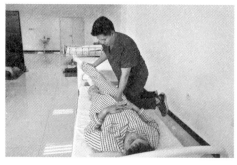 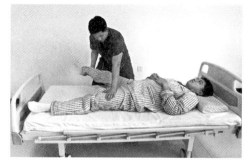

图 1-2-4　髋关节内收活动　　　　　　　图 1-2-5　髋关节外展活动

（五）髋关节外展活动

1. 体位摆放　被照护者仰卧位。

2. 肢体移动　照护师一只手握住被照护者需活动侧踝关节，将该侧下肢沿床面向外侧移动，同时另一只手固定其另一侧下肢，防止出现内收（图1-2-5）。

3. 主动活动　在同体位下，被照护者一侧下肢沿床面主动向外侧移动。

（六）踝关节背屈活动

1. 体位摆放　被照护者仰卧位。

2. 肢体移动　照护师一手固定被照护者踝关节，另一只手握住被照护者的足跟，前臂贴在被照护者脚掌及外侧，将其脚掌向被照护者头顶方向拉动（图1-2-6）。

3. 主动活动　在同体位下，被照护者主动勾脚。

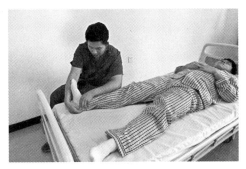

图1-2-6　踝关节背屈活动

三、活动肢体的注意事项

1. 必须熟练掌握关节解剖结构、关节的运动方向、运动平面及各个关节活动范围的参考值等。

2. 在活动之前要对被照护者做好解释工作，以得到被照护者的合作。

3. 被照护者的体位应舒适，被固定的部位要稳定牢固，特别是在骨折或肌腱缝合术后，要在充分固定和保护下进行活动训练。

4. 活动时手法必须轻柔、缓慢、有节律。

5. 每个关节应在正常活动的范围内进行活动训练。

6. 固定关节的近端，活动远端。

7. 每次活动只针对一个关节，有跨双关节的肌群，应在完成每个关节的活动后，再对肌群进行牵拉。

8. 针对活动受限的关节或长期处于内收、屈曲的关节，要多做被动牵拉运动。

9. 在被动活动某一关节时，要给予一定的牵拉力。

10. 避免体位频繁变动，尽可能在同一体位下进行所有能做的被动运动。

四、功能训练

功能训练一般需要全身肌肉的共同参与，针对的功能为被照护者的整体功能而非局部，一般需要被照护者较为良好的身体状态。功能训练对被照护者的肌肉力量增长有明显的效果，同时对多关节活动范围有促进作用，并能增加被照护者关节的稳定功能。下面简单介绍几种常用的功能训练方式。

（一）跪位平板支撑训练

1. 正确体位　被照护者双膝着于床面，双肘支撑，与双膝共同支撑躯干，肩胛保持稳定，保证被照护者的脊柱呈一条稳定的直线（图1-2-7）。

2. 训练频率　一般要求被照护者每天至少进行 3 组训练，每组至少坚持 1 分钟，并保持稳定。

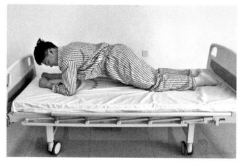

图 1-2-7　跪位平板支撑训练

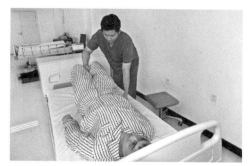

图 1-2-8　臀桥训练

（二）臀桥训练

1. 正确体位　被照护者双脚踩于床面，膝关节并拢，双手放于身体两侧，髋关节发力，将骨盆抬离床面，至最高点后，有控制地将骨盆落下放于床面。照护师可一手握拳放在被照护者双膝之间，让其夹紧，能够更好地保持发力（图 1-2-8）。

2. 训练频率　一般要求被照护者每组训练重复上述动作 10 次，每天进行 3 组。

（三）深蹲训练

1. 正确体位　被照护者处于站立位，双下肢分开与肩同宽，脚尖略微向外打开，被照护者保持胸椎、腰椎不动，不要让骨盆发生旋转，头部看向前方，微微撅屁股，膝关节弯曲约 45° 即可，并在此动作上，膝关节慢慢伸展回到原来的姿势。类似于无负重站立位下的深蹲训练（图 1-2-9）。

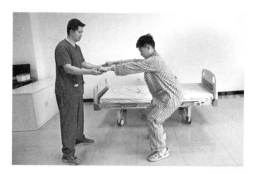

图 1-2-9　下肢深蹲训练

2. 训练频率　一上一下为一个完整动作，被照护者每天至少要做够 20 个完整动作。

第二节　下肢肌力增强

本节主要介绍下肢常用徒手肌力训练和器械抗阻肌力强化训练，实际操作中照护师可依据被照护者肌力水平作出调整，施加阻力还是助力。除了照护师用自己的手施加在被照护者肢体上作为阻力外，还可以借助哑铃、沙袋、弹力带或是家中随手可用的物品作为代替品进行重物抗阻训练。

一、髋部肌肉强化训练

（一）仰卧位弯腿上抬（髋屈曲联合膝屈曲）步骤

1. 被照护者仰卧位，下肢伸直于床面（图1-2-10，a）。

2. 照护师一手在被照护者大腿上方施加抵抗大腿上抬的阻力，一手托住踝关节（图1-2-10，b）。

3. 口令提示被照护者主动抵抗阻力向上抬高大腿，膝弯曲，大腿尽量接近腹部上方（图1-2-10，c）。

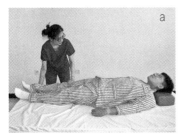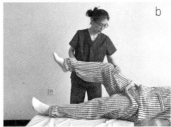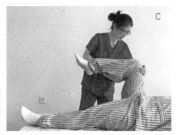

图1-2-10　仰卧位弯腿上抬（髋屈曲联合膝屈曲）

（二）仰卧位直腿上抬（髋屈曲）步骤

1. 被照护者仰卧位，下肢伸直于床面（图1-2-11，a）。

2. 照护师一手在被照护者伸直抬起侧大腿上方施加向下的推力，一手托住踝部（图1-2-11，b）。

3. 口令提示被照护者抵抗向下的推力，下肢向上抬起（图1-2-11，c）。

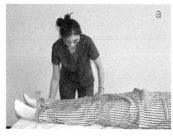
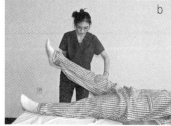
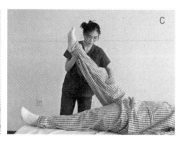

图 1-2-11　仰卧位直腿上抬（髋屈曲）

（三）仰卧位伸腿下蹬（髋伸展联合膝伸展）步骤

1. 被照护者仰卧位，下肢伸直于床面，照护师抬起弯曲一侧下肢（图 1-2-12，a）。

2. 照护师一手放在被照护者腘窝下方，一手在足底部，施加把下肢往上推的阻力（图 1-2-12，b）。

3. 口令提示被照护者抵抗阻力向下方蹬腿，把腿向床面下压蹬直（图 1-2-12，c）。

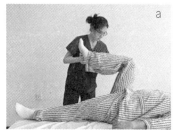
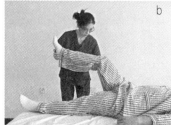
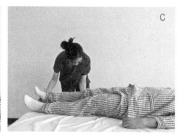

图 1-2-12　仰卧位伸腿下蹬（髋伸展联合膝伸展）

（四）仰卧位直腿下压（髋伸展）步骤

1. 被照护者仰卧位，下肢伸直于床面，照护师向床面上方抬高一侧下肢（图 1-2-13，a）。

2. 照护师一手在被照护者大腿后侧，一手放在踝后，施加把下肢向上推的力（图 1-2-13，b）。

3. 口令提示被照护者抵抗向上的推力，下肢向床面下压，直至落到床面（图 1-2-13，c）。

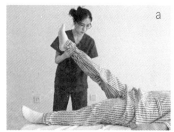
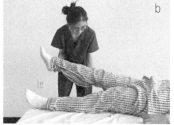
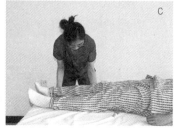

图 1-2-13　仰卧位直腿下压（髋伸展）

（五）仰卧位下肢侧方－向外分离（髋外展）步骤

1. 被照护者仰卧位，下肢伸直平放于床面（图1-2-14，a）。

2. 照护师一手在被照护者踝下方托起下肢，一手在大腿外侧施加向内侧的推力（图1-2-14，b）。

3. 口令提示被照护者下肢抵抗向内的推力，大腿在侧面向外分开（图1-2-14，c）。

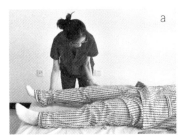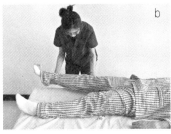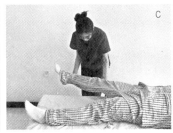

图1-2-14 仰卧位下肢侧方－向外分离（髋外展）

（六）仰卧位下肢侧方－向内贴近（髋内收）步骤

1. 被照护者仰卧位，下肢伸直平放于床面，对侧下肢向外拉出（图1-2-15，a）。

2. 照护师一手在被照护者踝下方托起下肢，一手在大腿内侧施加向外侧的拉力（图1-2-15，b）。

3. 口令提示被照护者下肢抵抗向外的拉力，大腿向内贴近对侧腿（图1-2-15，c）。

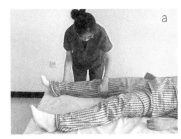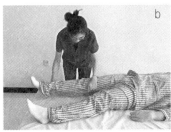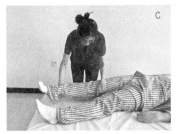

图1-2-15 仰卧位下肢侧方－向内贴近（髋内收）

（七）仰卧位弯腿－小腿向内转（髋外旋）步骤

1. 被照护者仰卧位，照护师抬高其大腿，弯曲小腿，至大腿与床面垂直，小腿与床面平行（图1-2-16，a）。

2. 照护师一手扶住被照护者大腿，一手在踝内侧施加将小腿向外拉的力（图1-2-16，a）。

3. 口令提示被照护者抵抗拉力，小腿向内转，大腿向外转（图1-2-16，b）。

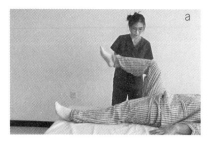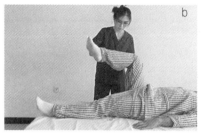

图1-2-16　仰卧位弯腿－小腿向内转（髋外旋）

（八）仰卧位弯腿－小腿向外转（髋内旋）步骤

1. 被照护者仰卧位，照护师抬高其大腿，弯曲小腿，至大腿与床面垂直，小腿与床面平行（图1-2-17，a）。

2. 照护师一手扶住被照护者大腿，一手掌根在踝外侧施加将小腿向内推的力（图1-2-17，a）。

3. 口令提示被照护者抵抗推力，小腿向外转，大腿向内转（图1-2-17，b）。

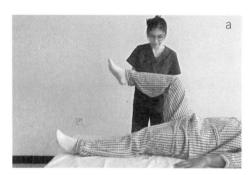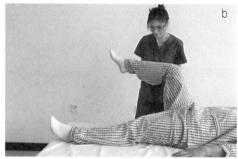

图1-2-17　仰卧位弯腿－小腿向外转（髋内旋）

二、膝部肌肉强化训练

（一）俯卧位小腿后勾（膝屈曲）步骤

1. 被照护者俯卧位，下肢伸直，脚掌平放于床面（图1-2-18，a）。

2. 照护师一手在被照护者大腿后侧固定，一手在踝上方施加向下的推力（图1-2-18，b）。

3. 口令提示被照护者抵抗阻力，小腿向后上方勾起，脚跟向臀部方向贴近（图1-2-18，c）。

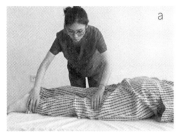
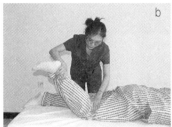
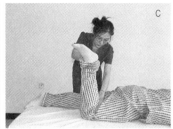

图 1-2-18 俯卧位小腿后勾（膝屈曲）

（二）坐位小腿前踢（膝伸展）步骤

1. 被照护者坐位，小腿垂于床沿，双手可支撑于身体后方（图 1-2-19，a）。

2. 照护师一手垫在被照护者大腿下方固定，一手在小腿远端施加向下的推力（图 1-2-19，b）。

3. 口令提示被照护者抵抗阻力，小腿向前踢直（图 1-2-19，c）。

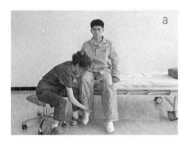
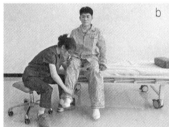
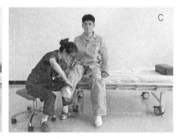

图 1-2-19 坐位小腿前踢（膝伸展）

（三）借助矮凳向前滑走（膝屈曲）、向后滑走（膝伸展）步骤

1. 被照护者坐在带轮子的矮凳上（图 1-2-20，a）。

2. 照护师口令提示被照护者脚跟向前伸出，勾小腿拉动椅子向前滚动（图 1-2-20，b）。

3. 照护师口令提示被照护者脚跟向后收，小腿向前蹬地推动椅子向后滚动（图 1-2-20，c）。

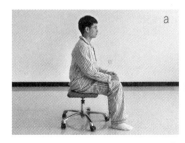
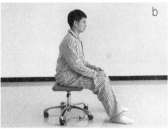
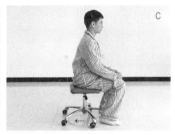

图 1-2-20 借助矮凳向前滑走（膝屈曲）、向后滑走（膝伸展）

三、踝部肌肉强化训练

（一）仰卧位脚背上勾（踝背屈）步骤

1. 被照护者仰卧位，下肢伸直于床面。

2. 照护师一手在被照护者足踝上方固定，一手在脚背面施加向脚底方向的拉力（图1-2-21，a）。

3. 口令提示被照护者抵抗阻力，脚背向头侧上勾（图1-2-21，b）。

4. 亦可让被照护者抵抗拉向脚底方向的弹力带，脚背向上勾起（图1-2-21，c）。

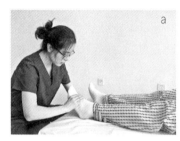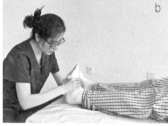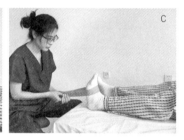

图1-2-21　仰卧位脚背上勾（踝背屈）

（二）仰卧位脚掌下踩（踝跖屈）步骤

1. 被照护者仰卧位，下肢伸直于床面。

2. 照护师一手在被照护者踝上方固定，一手手心托住足跟，被照护者前脚掌向头侧勾起后抵在照护师前臂上，前臂向头侧施加拉力（图1-2-22，a）。

3. 口令提示被照护者前脚掌抵抗阻力向下踩（图1-2-22，b）。

4. 亦可让被照护者抵抗向头侧拉的弹力带，前脚掌向下踩（图1-2-22，c）。

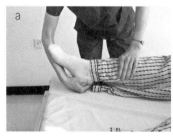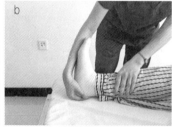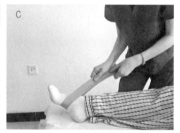

图1-2-22　仰卧位脚掌下踩（踝跖屈）

（三）仰卧位脚底向内转（踝内翻）步骤

1. 被照护者仰卧位，下肢伸直于床面。

2. 照护师双手握住被照护者足部，在足背内侧施加向外转的力（图1-2-23，a）。

3. 口令提示被照护者足部抵抗阻力，足部向内翻转，使脚底转向内侧（图1-2-23，b）。

4.亦可让被照护者抵抗拉在足底内侧，向外上拉的弹力带，脚掌向内翻转（图1-2-23，c）。

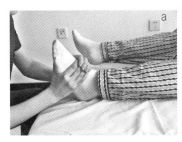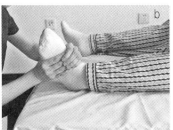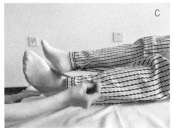

图1-2-23　仰卧位脚底向内转（踝内翻）

（四）仰卧位脚底向外转（踝外翻）步骤

1.被照护者仰卧位，下肢伸直于床面。

2.照护师双手握住被照护者足部，在足背外侧施加向内转的力（图1-2-24，a）。

3.口令提示被照护者足部抵抗阻力，向外翻转，使脚底转向外侧（图1-2-24，b）。

4.亦可让被照护者抵抗拉在足背外侧，向内上拉的弹力带，脚掌向外翻转（图1-2-24，c）。

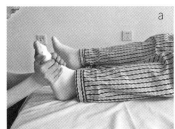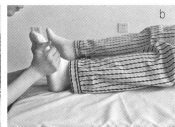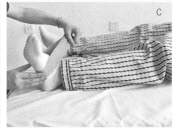

图1-2-24　仰卧位脚底向外转（踝外翻）

第三节　平衡能力的改善

平衡是指人体处于一种稳定的状态，以维持位置和姿势，从而完成各种日常生活活动。当平衡功能出现问题时，人们无法正常参与日常生活。因此，需要进行平衡训练来改善平衡功能。按照平衡训练的原则进行训练，训练由易到难，身体重心由低到高，由静态平衡到动态平衡，由睁眼训练到闭眼训练，以此增加被照护者的信心，调动被照护者参与的积极性。训练过程中照护师要注意监护被照护者，避免发生危险。

一、侧卧位平衡训练

工作准备：室内环境整洁，温度适宜，准备一个宽大、软硬合适的床或垫子。

（一）侧卧位静态平衡训练方法与步骤

1. 开始训练侧卧位时，被照护者在床上侧躺，可以用上方的手撑床。

2. 照护师在其背后用手扶住肩膀和臀部辅助保持平衡（图1-2-25）。

3. 照护师慢慢减小辅助，告诉被照护者用手撑床独立保持平衡。

（二）侧卧位动态平衡训练方法与步骤

1. 被照护者能够独立保持侧卧位后，再开始侧卧位动态平衡训练。

2. 让被照护者身体前后晃动并保持侧卧位（图1-2-26），注意不要出现趴下或躺平的情况，照护师在背后保护其安全。

3. 被照护者能够熟练地前后晃动身体后，照护师可以施加一个前后的推力并嘱咐被照护者要维持侧卧位。

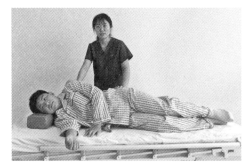 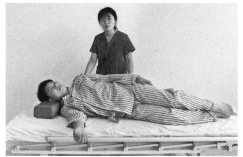

图1-2-25　侧卧位静态平衡训练　　　　　　图1-2-26　侧卧位动态平衡训练

二、坐位平衡训练

工作准备：室内环境整洁，温度适宜，准备一个宽大、软硬合适的床或垫子，一个轮椅。

（一）直腿坐位静态平衡训练方法与步骤

1. 被照护者取直腿坐位，双手在两侧扶床。

2. 照护师在被照护者身后，双手放在被照护者双肩上，或让被照护者靠在照护师身前，保持直腿坐位（图1-2-27）。

3. 在被照护者保持稳定后，照护师尝试慢慢挪开身体，但双手仍放在被照护者双肩上给予保护，让被照护者维持直腿坐位平衡。

（二）直腿坐位动态平衡训练方法与步骤

1. 被照护者能够独立保持直腿坐位后，再开始进行直腿坐位动态平衡训练。

2. 让被照护者在直腿坐位下进行身体前后左右移动，并且尽量保持直腿坐位平衡，不要出现向移动方向倾倒的情况（图1-2-28）。

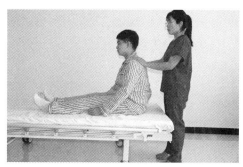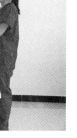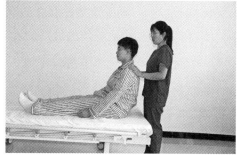

图1-2-27 直腿坐位静态平衡训练　　　　图1-2-28 直腿坐位动态平衡训练

3. 在被照护者移动过程中，照护师要注意在后面保护被照护者安全，开始活动时，被照护者会感到困难和害怕，照护师应该及时给予鼓励。

4. 嘱咐被照护者从小范围开始进行活动，待被照护者逐渐掌握平衡后再扩大移动范围。

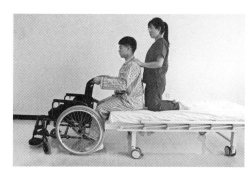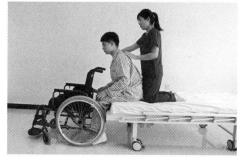

图1-2-29 端坐位静态平衡训练　　　　图1-2-30 端坐位动态平衡训练

（三）端坐位静态平衡训练方法与步骤

1. 在被照护者的前方放一个轮椅或带靠背的椅子。

2. 被照护者在床边端坐位，身体直立，双脚踩地，用双手抓住轮椅扶手或握住椅子的靠背（图1-2-29）。

3. 照护师在被照护者的身后保护。

（四）端坐位动态平衡训练方法与步骤

1. 当被照护者能够独立保持端坐位后，才能开始进行动态平衡训练。

2. 被照护者在端坐位下进行身体前后左右的移动（图1-2-30），移动的范围从小到大，移动过程中要保持端坐位平衡。

3. 为了保证被照护者的安全，需要照护师在前侧方进行保护；如果需要照护师在被照护者后方辅助训练，就需借助前方的轮椅，防止被照护者向前方跌倒。

三、跪位平衡训练

工作准备：室内环境整洁，温度适宜，准备一个宽大、软硬合适的床。注意：存在膝关节疼痛，不能完成跪位的被照护者不需进行跪位平衡训练。

（一）肘膝位平衡训练方法与步骤

1. 被照护者趴在床上，此时照护师告诉被照护者用肘支撑起上半身，被照护者稳定撑起后，再让被照护者把臀部向上抬，用双膝支撑起来。

2. 照护师可以扶住被照护者腰部两侧辅助其支撑起身体，此时被照护者腹部应抬高离开床面（图1-2-31）。

3. 刚开始进行支撑时，由于被照护者胳膊支撑力较小，可能会出现突然趴下的情况，照护师在旁注意保护，防止出现意外。

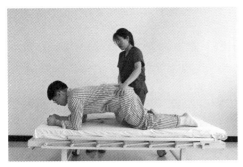 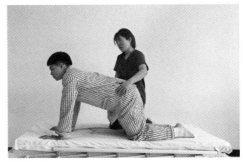

图1-2-31　肘膝位平衡训练　　　　　图1-2-32　手膝位平衡训练

（二）手膝位平衡训练方法与步骤

1. 当被照护者能保持肘膝位平衡并且胳膊具有支撑力量后，再考虑进行手膝位平衡训练。

2. 被照护者趴在床上完成肘膝位动作，照护师告诉被照护者一侧换成手支撑，在胳膊伸直支撑起来的同时另一侧也换为手支撑。

3. 在转换过程中照护师扶住被照护者身体两侧可以帮助被照护者撑起（图1-2-32）。

4. 被照护者慢慢增加手膝位支撑的时间，注意在保持手膝位平衡时身体不要歪向一侧。

四、站立位平衡训练

工作准备：室内环境整洁，温度适宜，地面平整无障碍、无杂物，最好在双杠内进行，准备一面长方形的镜子。

（一）站立位静态平衡训练方法与步骤

1. 当被照护者具备站立的能力时，才能开始进行站立位平衡训练。

2. 被照护者手扶双杠站在平地上，面朝镜子保持站立位。

3. 照护师站在被照护者身后保护。

4. 告诉被照护者通过看镜子调整身体位置，保持直立，不要向一侧偏倒。

（二）站立位动态平衡训练方法与步骤

1. 此时被照护者能够独立保持站立，并且能够维持最少5分钟的站立位静态平衡。如果被照护者不能独立维持站立位静态平衡，则暂不考虑进行站立位动态平衡训练。

2. 被照护者站在双杠内，照护师在身后给予保护。

3. 让被照护者尝试主动向前后左右方向移动身体，并能回到原始位置，刚开始可以小幅移动身体再回到站立位，让被照护者能够体会动态平衡变化的过程。

五、体位转换训练

工作准备：室内环境整洁，温度适宜，准备一张宽大、软硬合适的床或垫子。

翻身训练方法与步骤

1. 被照护者躺在床上，照护师向其说明进行左右翻身训练，例如，向右边翻身时，嘱咐被照护者头先向右边看，再慢慢将肩膀和身体转过去。

2. 当被照护者翻不过去身体时，照护师可以将一只手放在被照护者肩部，另一只手放在臀部，向右侧推，帮助被照护者完成翻身（图1-2-33）。

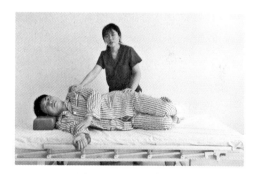

图1-2-33 翻身训练

第四节 行走及辅助器具的选择与使用

一、定义及分类

步行辅助器具是为帮助有障碍的被照护者改善步行功能所使用的自立帮助型器具。在被照护者不能控制自己的重心时，使用步行辅助器具能够扩大支撑面积，增加行走的安全性、平衡性，减轻下肢的负重，提高步行速度。步行辅助器具主要分为手杖、腋拐、助行器三大类（图1-2-34）。

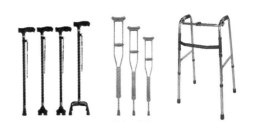

图1-2-34 手杖、腋拐、助行器

二、适应证与禁忌证

1.适应证 中枢性瘫痪者，如偏瘫、截瘫、脑瘫等；运动系统疾病，如截肢后安装假肢、髋关节置换术后等。

2.禁忌证 站立位平衡功能严重障碍，下肢骨折未愈合，各种原因所致的关节不稳。

三、操作方法与步骤

（一）手杖步行训练

步骤1：调试手杖。

1.为被照护者调试手杖高度，调试工作在康复训练师指导下完成。

2.手杖高度：被照护者身体直立，把手部分与大转子高度相同。

步骤2：沟通。

1.携带手杖来到被照护者身旁。

2.向被照护者说明准备陪同其进行手杖步行训练，让被照护者做好身心准备。

步骤3：步行训练。

1.将被照护者从床或轮椅上扶起，手杖放于被照护者健侧。

2.被照护者使用手杖进行步行训练。

（1）手杖三点步行：使用手杖时先伸出手杖，再迈患侧下肢，最后迈健侧下肢。此种方法适用于下肢运动障碍的被照护者，大部分偏瘫被照护者习惯采用这种步态。

（2）手杖两点步行：手杖和患侧下肢同时伸出并支撑体重，再迈出健侧下肢。手杖与患侧下肢为一点，健侧下肢为一点，交替支撑体重。此种步行方式速度快，因此当被照护者具有一定的平衡功能或是较好地掌握三点步行后，可进行两点步行训练。

（二）腋拐步行训练

步骤 1：调试腋拐。

1.为被照护者调试腋拐高度，调试工作在康复训练师指导下完成。

2.腋拐高度：被照护者取站立位，将腋拐放在腋下，与腋窝保持 3～4cm（两指）的距离；两侧腋拐支脚垫，分别置于脚尖前方和外侧方直角距离各 15cm 处；肘关节屈曲约 30°，把手部位与大转子高度相同。

步骤 2：沟通。

1.携带腋拐来到被照护者身旁。

2.向被照护者说明准备陪同其进行腋拐步行训练，让被照护者做好身心准备。

步骤 3：步行训练。

1.将被照护者从床或轮椅上扶起，腋拐放于被照护者身体两侧。

2.被照护者使用腋拐进行步行训练。

（1）交替拖地步：将右拐向前方伸出，再伸左拐，双下肢同时拖地向前移动至双拐的落地点附近着地（图 1-2-35）。

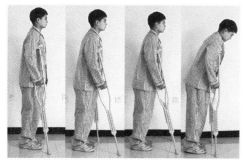
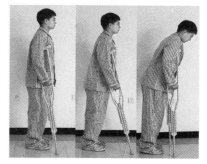

图 1-2-35 交替拖地步　　　　　　　图 1-2-36 同时拖地步

（2）同时拖地步：双拐同时向前方伸出，双下肢同时拖地移动向前至双拐的落地点附近着地（图 1-2-36）。

（3）摆至步：双拐同时向前方伸出，被照护者利用双上肢支撑把手使双足离地，身体重心前移，双下肢同时向前摆动，双足在双拐的落地点附近着地。此种步行方式适用于双下肢完全瘫痪的被照护者。摆至步移动速度较快，可减少腰部及髋部用力（图 1-2-37）。

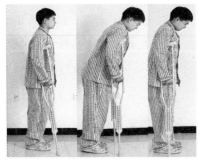
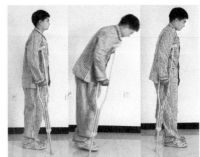

图 1-2-37　摆至步　　　　　　　　　图 1-2-38　摆过步

（4）摆过步：双侧拐同时向前方伸出，被照护者利用双上肢支撑把手使双足离地，身体重心前移，双下肢向前摆动，双足在双拐的落地点前方位置着地。训练时注意防止膝关节屈曲、躯干前屈而跌倒。此种方式适用于双下肢完全瘫痪、上肢肌力强壮的被照护者。摆过步是挂拐步行中最快速的移动方式（图 1-2-38）。

（5）四点步：步行时每次仅移动一个点，一直保持四个点在地面，即左拐→右足→右拐→左足，如此反复进行。适用于双下肢运动功能存在障碍但骨盆上提肌的肌力较好的被照护者。四点步是一种稳定性好、安全而缓慢的步行方式（图 1-2-39）。

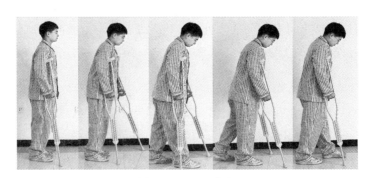

图 1-2-39　四点步

（6）两点步：一侧拐杖与对侧足同时向前伸出为第一着地点，然后另一侧拐杖与对侧足再向前伸出作为第二着地点。此步行方式适用于一侧下肢疼痛的被照护者，通过借助拐杖减轻下肢负重，以减少疼痛的刺激，或是在掌握四点步后进行练习。两点步与正常步态基本接近，步行速度较快（图 1-2-40）。

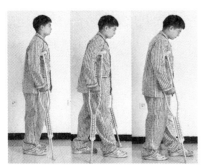
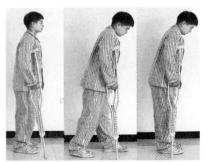

图 1-2-40　两点步　　　　　　　　　图 1-2-41　三点步

（7）三点步：患侧下肢和双拐同时向前伸出，健侧下肢待三个点着地后再向前伸出。适用于一侧下肢功能正常，能够负重，另一侧下肢不能负重的被照护者，如一侧下肢骨折、小儿麻痹等疾患。三点步是一种快速移动、稳定性良好的步态（图1-2-41）。

（三）助行器步行训练

初期的步行训练一般进行助行器步行训练，适用于下肢无力但无瘫痪、一侧偏瘫或截肢的被照护者。对于行动迟缓或有平衡问题的被照护者，助行器可作为长期步行辅助器具。

步骤1：调试助行器。

1.为被照护者调试助行器高度，调试工作在康复训练师指导下完成。

2.助行器高度：被照护者身体直立，把手部分与大转子高度相同。

步骤2：沟通。

1.携带助行器来到被照护者身旁。

2.向被照护者说明准备陪同其进行助行器步行训练，让被照护者做好身心准备。

步骤3：步行训练。

1.将被照护者从床或轮椅上扶起，助行器放于被照护者身体前方。

2.被照护者使用助行器进行步行训练。

（1）三步走法：将助行器前移20cm左右，然后患侧下肢以同样的距离向前迈出，此时用双手支撑助行器，然后向前迈出健侧下肢到与患肢足尖齐平位置，站稳后再重复上述步骤（图1-2-42）。

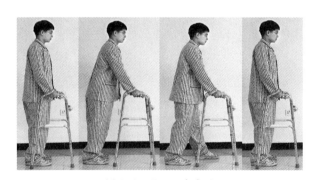

图1-2-42　三步走法

（2）四步走法：双手同时将助行器向前移动1步（约25cm），患侧下肢向前迈出，落在助行器横向中线的偏后方，再次向前移动助行器1步，双手伸直支撑助行器，并向前迈出健侧下肢，健侧下肢位置应落在患侧下肢位置的前方，在助行器与患侧下肢之间，重复上述步骤前进（图1-2-43）。

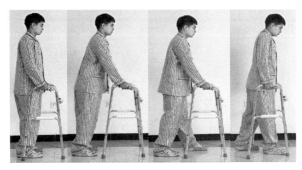

图 1-2-43　四步走法

四、注意事项

1. 步行训练时应注意被照护者的血压变化是否在正常范围内。

2. 步行训练时，要提供安全、无障碍的环境；衣着长度不可及地，以防被绊倒；穿着合适的鞋袜，鞋带须系牢，不宜赤足练习行走。

3. 选择适当的步行辅助器具和步态，选择高度和长度适合的助行器、拐杖或手杖。

4. 如使用拐杖，要避免腋下直接受压，以防臂丛神经损伤。

五、轮椅的选择与使用

轮椅是使用非常广泛的辅助器具，诸如下肢残疾、偏瘫、胸以下截瘫者及行动不便者都适用轮椅。作为照护师，应了解轮椅的特性，知道如何选择合适的轮椅及正确的使用方法。

1. 轮椅选用不当的危害　不合适的轮椅，如坐位太浅、坐位太宽、高度不够等，会对使用者造成伤害，如局部受压过大、形成不良姿势、诱发脊柱侧弯、造成关节的挛缩。乘坐轮椅时，承受压力的主要部位是坐骨结节、大腿、腘窝部及肩胛区。因此，在选择轮椅时要注意这些部位的尺寸是否合适，避免皮肤磨损、擦伤及发生压疮。

2. 普通轮椅的选择

（1）座位宽度：测量坐下时两臀外侧间的距离，再加5cm，即坐下后两边各有2.5cm的空隙。座位太窄，上下轮椅比较困难，臀部及大腿组织受到压迫；座位太宽，不易坐稳，操纵轮椅不方便，双上肢易疲劳，进出大门也有困难。

（2）座位长度：测量坐下时后臀部至小腿腓肠肌之间的水平距离，将测量结果减6.5cm。座位太短，体重主要落在坐骨上，局部易受压过多；座位太长，会压迫腘窝部，影响局部血液循环。对于大腿特短或髋膝屈曲挛缩的被照护者，则使用短座位较好。

（3）座位高度：测量坐下时足跟（或鞋跟）至腘窝的距离，再加4cm。在放置脚踏板时，板面至少离地5cm。座位太高，轮椅不能进入桌面下；座位太低，坐骨承受重量过大。

（4）坐垫：为了舒适和防止压疮，座上应放坐垫，可用泡沫橡胶 (5～10cm 厚) 或凝胶垫子。为防止座位下陷可在坐垫下放一张 0.6cm 厚的胶合板。

（5）靠背高度：靠背越高，越稳定；靠背越低，上身及上肢的活动范围就越大。低靠背高度就是测量座面至腋窝的距离，将此结果减去 10cm；高靠背高度则是测量座面至肩部或后枕部的实际高度的数值。

（6）扶手高度：坐下时，上臂垂直，前臂平放于扶手上，测量椅面至前臂下缘的高度，加 2.5cm。适当的扶手高度有助于保持正确的身体姿势和平衡，并可使上肢放置在舒适的位置上。扶手太高，上臂被迫上抬，易感疲劳；扶手太低，则需要上身前倾才能维持平衡，不仅容易疲劳，也可能影响呼吸。

（7）轮椅其他辅助件：为了满足特殊被照护者的需要而设计，如增加手柄摩擦面、车闸延伸、防震装置、防滑装置、扶手安装臂托和轮椅桌等。

3. 使用轮椅注意事项

（1）平地上推轮椅：被照护者坐稳扶好，踩稳脚踏板。照护师站于轮椅后方推动轮椅，慢速平稳。

（2）上坡推轮椅：上坡身体一定要前倾，可以防止后翻。

（3）下坡倒推轮椅：倒转轮椅，照护师后退一步，轮椅下行一点。伸展头部和肩部并向后靠，叮嘱被照护者抓紧扶手。

（4）上台阶：请被照护者紧靠椅背，双手抓紧扶手，不必担心。照护师脚踩助力架，抬高前轮，以两后轮为支点，使前轮平稳地移上台阶。后轮贴紧台阶后再上抬后轮。抬后轮时被照护者身体向后靠，可降低重心。

（5）下台阶倒推轮椅：倒转轮椅，轮椅缓慢下台阶，嘱被照护者伸展头部和肩部并使身体向后紧靠轮椅，抓紧扶手，降低重心。

（6）推轮椅进出电梯：被照护者将轮椅反向推入电梯，进入电梯内使照护师面朝电梯出口，进入电梯后要及时拉紧车闸，进出电梯经过不平的地方要事先告诉被照护者，缓慢进出。

第三章 职业模块三 作业能力训练

第一节 基本运动功能训练（活动度、肌力、耐力）

个人参与和执行活动的能力取决于身体的基本运动功能。进行身体活动的三种基本运动功能是活动度 (ROM)、肌力和耐力。改善关节活动度、肌力和耐力的作业治疗原理是基于生物力学和生理学，适用于急性损伤后的治疗，并可以预防由重复运动、累积创伤或生物力学不良导致的疾病，也可以维持慢性疾病被照护者的功能。

如果被照护者的关节活动度和力量都不足，那么治疗性锻炼计划的重点应该放在关节活动度上，而不是肌力增强。当进行治疗性锻炼和治疗性活动时，如果个体能够通过全范围的运动来锻炼肌肉，就能获得最有效的肌力训练。因此，治疗性锻炼和治疗性活动的进展从解决 ROM 受限开始，然后发展到肌力和耐力。在这一过程中，提高协调运动的能力放在最后，因为个体必须能够自由移动（解决 ROM 受限）和耐受运动（肌力和耐力），才能改善协调运动的能力。

一、ROM 训练

增加或维持关节 ROM 的活动可以根据定位材料和设备来分级，以要求更大的关节范围或位移。随着工作的进展，活动本身对活动范围的要求也在增加。

可以利用滚筒达到扩大上肢关节活动度的目的（图 1-3-1），操作如下。

步骤 1：被照护者取坐位。

步骤 2：将滚筒放在被照护者身前的桌子上。

步骤 3：将被照护者的双上肢放置于滚筒上。

步骤 4：让被照护者的上肢向前伸，以达到扩大关节活动度的目的。

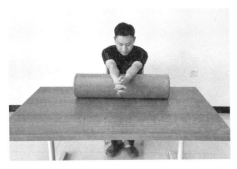
图 1-3-1 滚筒扩大上肢关节活动度训练

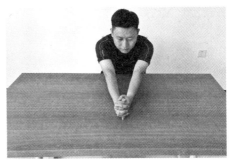
图 1-3-2 双手向前滑动

可以让被照护者在桌面上进行一些双手的运动以达到扩大活动度的目的，此方法也适用于一侧活动不利的被照护者。

步骤 1：被照护者取坐位。

步骤 2：被照护者双手交叉，将上肢放置于桌面。

步骤 3：让被照护者双手沿桌面尽力向前滑动（图 1-3-2）。

步骤 4：被照护者回到起始坐位。

步骤 5：被照护者双上肢交替做手心向上翻转的动作（图 1-3-3）。

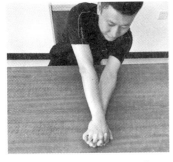
图 1-3-3 手心向上翻转

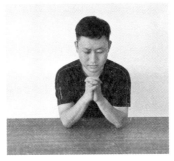
图 1-3-4 双侧肘关节支撑

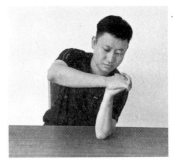
图 1-3-5 肘关节上抬，挤压腕关节

步骤 6：被照护者回到起始坐位。

步骤 7：被照护者双侧肘关节支撑于桌面（图 1-3-4）。

步骤 8：被照护者交替进行肘关节上抬，挤压腕关节的动作（图 1-3-5）。

被照护者也可以在坐位下进行躯干和上肢关节的活动度训练。

步骤 1：被照护者取坐位。

步骤 2：被照护者双手交叉置于身前，伸展肘关节向前，肩关节屈曲 90°（图 1-3-6）。

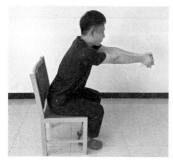
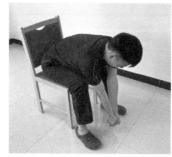
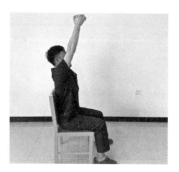

图1-3-6 肘关节伸展   图1-3-7 弯腰   图1-3-8 抬举上肢

步骤3：被照护者保持肘关节伸展，同时弯腰，将双手够至地面（图1-3-7）。

步骤4：被照护者保持肘关节伸展，双上肢回到步骤二，继续向上抬举到头部上方，此时肩关节屈曲达到180°（图1-3-8）。

步骤5：被照护者回到步骤二的动作。

步骤6：被照护者做躯干交替扭转及双上肢交替向左右伸展的动作（图1-3-9，图1-3-10）。

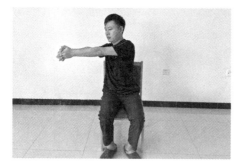
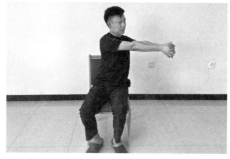

图1-3-9 躯干向右旋转   图1-3-10 躯干向左旋转

也可以通过让被照护者参与一些日常生活活动来达到扩大活动度的目的，如晾晒衣服。

步骤1：被照护者立位。

步骤2：被照护者用晾衣杆将衣服挂到晾衣绳上，绳子的高度可以根据被照护者上肢抬举的高度进行调整。

对于手指抓握活动受限的被照护者，可以改变抓握物体的尺寸达到训练目的，随着被照护者手指屈曲活动度的增加，不断减小抓握物体的尺寸。

例：进食和书写训练。

步骤1：被照护者取坐位。

步骤2：将进食用的勺子的勺柄加粗，将画笔的笔杆加粗（图1-3-11）。

步骤3：被照护者可使用加粗后的勺子和画笔进行相应的活动，抓握能力改善后，再将用具改回正常尺寸。

（一）维持 ROM 及预防受限

ROM 是骨骼在关节连接处移动的最大距离。照护师关心的是关节活动所能达到的最大范围，但更重要的是功能性 ROM，也就是在进行日常活动时所必需的范围。因此，照护师要为 ROM 受限的被照护者提供训练，帮助被照护者保持功能性 ROM。

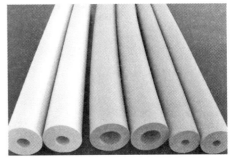

图 1-3-11　可裁剪的加粗笔和勺柄的自助具

ROM 受限的因素有很多，如神经系统或肌肉的疾病、关节疾病、产生水肿和疤痕的手术或创伤、长期不活动或制动。

1.减少水肿　为了防止水肿继发的 ROM 受限，照护师通常会使用抬高、冷冻、加压的治疗技术。这些技术的使用取决于损伤的阶段、被照护者的血管状况和预期的临床效果。对于急性损伤期间或手术后，没有任何动脉损伤的被照护者，可以将受伤的肢体轻微抬高至心脏以上，利用重力来改善静脉和淋巴回流，减少肿胀。肢体加压是通过外部压力限制皮下液体在组织中的积累，从而限制水肿。压力可以由自粘性弹性绷带、压力手套、压力袜提供。冷冻疗法或使用冰敷有利于控制水肿，原理是冰敷可以使血管收缩，减少血液流动，减缓代谢，减轻引起水肿的炎性反应。

例：抬高肢体。

步骤 1：被照护者卧位。

步骤 2：将被照护者肿胀的肢体抬高，高于心脏的位置，利于回流，减轻肿胀。

例：肢体加压。

步骤 1：被照护者坐位或卧位均可。

步骤 2：用弹性绷带"8"字形缠绕肿胀肢体，也可以直接佩戴压力手套或压力袜。

例：冷冻疗法。

步骤 1：被照护者坐位或立位均可。

步骤 2：将冰袋放置于被照护者肿胀的肢体上，注意冰敷时间，照护师也可以与被照护者一同进行，防止发生冻伤。

2.减轻挛缩　当被照护者长期处于某种异常姿势时，会导致肌肉和软组织缩短。例如，肌张力高的偏瘫被照护者，肘和腕关节长时间屈曲，易造成挛缩。当正常皮肤被疤痕组织取代时也易出现挛缩。另外，当被照护者长时间制动时，软组织因为缺乏运动，也会导致挛缩。

良肢位保持可以避免软组织缩短和关节挛缩，以及其导致的运动功能丧失。

例：良肢位摆放。

步骤 1：将肢体放置于高于心脏的位置以避免水肿的发生。

步骤 2：肢体摆放的位置要使肌肉保持适当长度来维持肢体功能，避免导致挛缩的体位。例如，中风后被照护者常出现肩后伸、内收和内旋，因此将被照护者的上肢放置于肩关节屈曲、外展和外旋的位置有助于防止挛缩。

3. 全 ROM 运动　全 ROM 运动的方法包括被动运动和主动运动。在主动运动 (AROM) 中，被照护者通过自己的肌肉力量主动地移动关节。在被动运动 (PROM) 中，被照护者的肢体通过外力驱动进行所需的运动。如果被照护者有一定的力量，但由于虚弱而不能完全移动关节，照护师可以使用主动辅助运动 (AAROM) 帮助被照护者进行所需的运动。AROM 或 AAROM 优于 PROM，因为肌肉的自主收缩有助于液体回流至心脏，利于缓解水肿和僵硬。

无论进行何种关节运动，照护师都必须注意关节运动时结构的对位和对线符合生物力学。例如，当运动肩关节时，要特别注意肩 – 肱骨节律，也就是肩胛骨和肱骨的共同运动。通过用一只手移动肩胛骨，用另一只手移动肱骨来确保它们同步移动（图 1-3-12），可以避免对盂肱关节、滑囊和韧带的损伤。为了保持 ROM，关节必须定期在其全活动范围内运动。

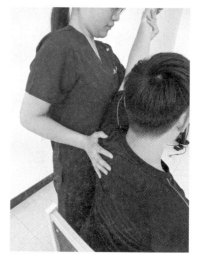

图 1-3-12　照护师一只手移动肩胛骨，用另一只手移动肱骨

（二）扩大 ROM

如果关节活动度的限制损害了被照护者独立活动的能力，或可能导致关节畸形，则需要进行干预以促进和改善关节活动度。ROM 的一些限制可以通过职业治疗和锻炼来改善或纠正，如在被照护者末端范围长时间被动拉伸的 PROM、持续性关节被动活动（CPM）和各种夹板技术。然而，有些问题不能通过这些方法改变，如关节强直或关节融合术、长期挛缩、软组织有广泛的纤维性改变和严重的关节破坏。如果不能克服 ROM 的限制，可通过使用设备提供补偿来促进功能活动。

拉伸是指通过外力使组织拉长的过程，通常是通过徒手拉伸或外部设备拉伸。拉伸的目的是消除引起挛缩的肌紧张。拉伸使软组织的延伸性发生变化，当拉伸施加的压力消除时，变化就会消失，所以拉伸需要重复或持续一段时间。

拉伸的持续时间指的是组织在外力作用下保持拉伸状态的时间。拉伸持续的时间越长效果越好，但是短时间的拉伸也会对组织起到作用。

拉伸的强度是指施加在组织上的力的大小。温和的、有控制的拉伸效果要优于快速的、剧烈的拉伸。拉伸后残留疼痛表明拉伸太用力，拉伸时，应该轻柔地将肢体移动到最大拉伸点并保持，这样可以让被拉伸组织逐渐适应新的拉长状态，这就是静态渐进拉伸的原理。在静态渐进拉伸中，缩短的组织被舒适地保持在一个拉长的位置，直到被照护者或照护师感到一定程度的放松。

1. 主动拉伸 是拉伸的一种方法，是一种本体感觉神经肌肉促进技术，也被称为收缩放松。收缩放松是先让待拉伸的肌肉主动伸展到极限位置，然后在这个位置做最大的等长收缩训练，此时照护师可以给予阻力帮助被照护者进行最大限度的等长收缩，维持 3~10 秒，然后放松。在放松阶段，照护师向收缩的相反方向移动肢体并保持住。

例：肘关节屈肌挛缩的主动拉伸。

步骤 1：让肘关节伸展到极限。

步骤 2：让被照护者最大限度地维持等长收缩 3~10 秒。

步骤 3：放松，同时照护师将肘关节平稳地伸展到更大的范围。

步骤 4：重复收缩放松技术，可以达到扩大 ROM 的效果。

2. 被动拉伸 被动拉伸包括徒手拉伸和设备拉伸，这里只介绍徒手拉伸的方法。

被动拉伸的注意事项：必须用缓慢、轻柔的动作小心地拉伸肌肉组织；如果是感觉丧失的被照护者，在被动拉伸时更要谨慎，因为他们的痛觉已减退或消失；避免过度拉伸，否则会增加疼痛和炎症的风险，并可导致内出血、疤痕形成及异位骨化。

阻力可以通过被照护者手中的重物或绑在运动肢体上的重物来提供，也可以由活动的工具和材料提供。阻力越大，拉伸的力度就越大，所以照护师必须注意拉伸时动作要缓慢和轻柔。

例：胸大肌拉伸。

步骤 1：被照护者坐位或者卧位均可。

步骤 2：照护师将被照护者肩关节做水平外展动作。

步骤 3：在肩关节活动范围的终末位置维持该姿势。

被照护者也可进行自主的被动拉伸活动，如普拉提、瑜伽。必须注意，增加 ROM 的拉伸方法中，被照护者的被拉伸肢体必须移动到最大拉伸位置。

二、肌力训练

肌力训练是通过改变阻力大小来进行训练。增强阻力的方法：改变运动体位，可以将肢体的运动平面从除重力位变为抗重力位；增加负重，可以通过增加训练器具的重力，或额外增加负重。例如，在手腕处佩戴腕带式沙袋做针线活，活动期间手臂运动需要对抗沙袋的阻力，从而在从事作业活动时增强肌力。当抓握力量不足时，可以使用弹性绷带将手固定在工具或手柄上，以帮助被照护者维持抓握姿势。

例：负重下套圈训练（抗阻训练）。

步骤 1：被照护者站立位。

步骤 2：在被照护者上肢肢体远端（腕关节）佩戴沙袋。

步骤 3：让被照护者将手中的圆圈挂在挂钩上。动作要领：肘关节伸直，肩关节屈曲，禁止出现耸肩和侧弯躯干等代偿动作。

三、耐力训练

耐力可以通过从轻体力活动转向重体力活动，并增加工作持续时间进行提高。例如，可以从坐位下进行作业活动过渡到在站立位下进行活动，并且不断增加站立的时间。在家庭活动中，可以从让被照护者在坐位下擦桌面过渡到在站立位下擦玻璃，再过渡到在步行状态下参与拖地。

例：擦拭动作。

步骤 1：被照护者取坐位。

步骤 2：被照护者可以进行擦桌子的活动。

步骤 3：被照护者耐力增加后，取站立位。

步骤 4：让被照护者进行擦玻璃的活动和拖地的活动。

耐力训练的关键要素是低强度的肌肉收缩，大量的重复，以及长时间的训练，直到肌耐力改善。

和肌耐力训练关系密切的概念：最大重复次数（RM），指的是在某一重量下可以完成动作的最大负重次数。例如，肱二头肌的负重训练，被照护者可以拿起 10kg 的哑铃，尽最大努力只能完成一个肘关节屈曲的动作，那么该被照护者的肱二头肌的 1RM 的重量是 10kg，如果该被照护者用 5kg 的哑铃训练，可以完成 3 次肘关节屈曲，那么该被照护者的 3RM 的重量是 5kg。提倡用轻到中等的负重重量（1RM 的 40%～60%），进行高重复（15 次）的训练，其间休息时间不超过 90 秒，用于耐力训练。

例：肱二头肌的肌肉耐力训练。

步骤 1：确认被照护者进行屈曲肘关节的 1RM 的负重重量。

步骤 2：取该重量的一半，进行 15 次肘关节屈曲训练。

步骤 3：休息 90 秒，重复该训练。

肌肉耐力可以通过重量训练来提高，也可以通过有目的的活动来达到同样的效果。例如，可以根据被照护者的爱好和兴趣为其安排木工、园艺或者骑行等活动。

第二节 运动控制和协调性训练

一、姿势和平衡训练

被照护者在进行任何作业活动时，姿势的保持是活动成功与否的基础。尤其是那些瘫痪侧手臂不能正常使用的被照护者，躯干活动能力和瘫痪侧手臂的使用能力在很大程度上受到平衡的影响。换句话说，坐位和站立位的平衡是其他运动功能的基础。

（一）坐位平衡训练

为了帮助被照护者改善坐位平衡，照护师应确保被照护者能达到最佳坐姿，以完成坐姿任务，发展对坐姿和姿势调整的动觉理解。

平衡训练的关键步骤是帮助被照护者获得对身体各部位的运动感觉，并能将身体调整到正确姿势。首先要评估确定影响个人姿势的因素。评估是在躯干没有支撑的情况下进行的。

例：坐位训练。

步骤 1：如果被照护者表现出软组织僵硬，导致胸腔和腰椎、肩胛骨或胸腔、腰椎和骨盆不能灵活运动，那么在参与平衡训练之前，需要先进行被动拉伸。如果躯干各部位僵硬不灵活的原因是被照护者对于坐位姿势感到不安全，那么在训练时可提供外部支撑。

步骤 2：调整为正确的坐姿。骨盆中立位向前倾，坐骨结节承受的重量相等。躯干在中立位保持直立。双侧肩关节对称并且位于髋关节前侧，髋关节和膝关节屈曲，无内外旋。双脚着地，当躯干向前移动时，双脚准备好接受身体重量。该坐姿也被称为"功能性坐姿"（图 1-3-13）。

步骤 3：建立运动觉。为了让被照护者有意识地调整和维持功能性坐姿，我们在进行任何治疗任务之前都要强调让被照护者保持这种功能位置。照护师要指出被照护者坐姿不正确的地方，并鼓励被照护者主动纠正自己的姿势。在进行活动和训练时，被照护者要时刻有意识地关注自己的坐姿，不断调整重心以保持功能性坐姿。为了实现这一目标，照护师可以

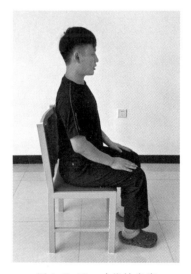

图 1-3-13 功能性坐姿

循序渐进地为被照护者制订训练计划。

步骤4：训练从坐姿保持过渡到坐姿调整。坐姿调整是指身体在不同的平面和方向运动时，最大限度地减少重心的变化。在进行作业活动时，身体会产生如下的运动：

（1）向前和向后。

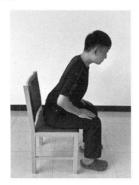 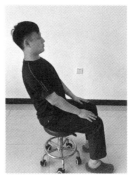

图1-3-14　向前移动躯干　图1-3-15　向后移动躯干

（2）向左和向右。

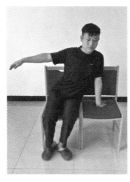 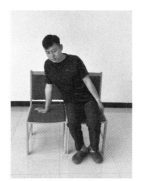

图1-3-16　向左移动躯干　图1-3-17　向右移动躯干

（3）躯干向左或向右旋转。

（4）以上三种运动的任意组合。

每个方向的重心转移都伴随着相应的坐姿调整。例如，当你坐着的时候将重心向前移动，髋关节屈曲，骨盆向前倾斜，躯干在腰椎、胸椎和颈椎处伸展。相反，当重心向后移动时，骨盆向后倾斜，躯干向前弯曲。当重心向右侧移动时，骨盆向右侧倾斜，骨盆左侧离开座位面。右髋关节外旋，左髋关节内旋。脊柱向左弯曲，躯干左侧屈曲，右侧伸展。这种侧屈可被描述为"左侧躯干缩短"，而伴随的侧伸可被描述为"右侧躯干拉长"。

照护师可以在训练中通过布置不同的涉及重心转移的任务来达到姿势调整和保持的目的。

（1）看向不同的方向（如看天花板、看自己身后）。

（2）伸手去拿和移动预定位置的物体。利用上肢对角线的运动模式，通过运动平面和方向的各种组合来计划活动，提供姿势调整训练。

（3）自理活动的练习。如穿衣、洗澡和梳洗，目标物体的放置和姿势维持程度的分级变化。

在治疗早期，照护师可以提供触觉和本体感觉的提示，帮助被照护者建立正确的姿势调整。例如，左侧偏瘫被照护者在向左侧转移重心时，照护师会为其提供本体感觉提示，使其"缩短"右侧躯干和"拉长"左侧躯干。当照护师使被照护者左侧躯干伸展（拉长）、右侧躯干屈曲（缩短）时，被照护者应将重心转移到左侧。被照护者可以通过外展其未受影响的右臂和右腿，自动调整姿势，以保持其重心。另外，当被照护者将重心转移到左边时，照护师可以调整患肢位置使其承受一定重量。当照护师促进被照护者左侧躯干侧屈时，被照护者将重心转移到右侧。

（二）立位平衡训练

平衡的目标是当身体向不同方向移动时，身体的重心始终保持在支撑面上。立位和坐位的区别：站立时，人的脚是支撑面。所以立位的支撑面要比坐位的支撑面（骨盆和大腿）小。但在立位下，个体有能力重新安排脚的位置，以适应特定活动的平衡要求。例如，躯干在向前或向后移动时，我们可以采取一只脚在前、另一只脚在后的位置来增加前后的支撑面。躯干在向左或向右移动时，可以采取双脚并排的姿势来增加左右的支撑面。

此外，在站立时，重心更加远离支撑面，这增加了站立时平衡调整的复杂性，还导致了身体摇摆、在支撑面的范围内重心不断的微调。事实上，没有"静态站立平衡"，因为当一个人站着的时候，他会不断地在支撑面上"摇摆"。当体位设置为前后时，躯干则会在左右方向摆动。当体位设置为左右时，躯干会在前后方向摇摆。当然，支撑面越小，摇摆幅度越大。

功能性立位平衡需要被照护者具备将重心从一条腿转移到另一条腿上的能力。对于中风或脑损伤导致的偏瘫被照护者，早期的第一目标是让被照护者双侧下肢负重站立。被照护者需要学习如何使用偏瘫侧的下肢支撑重量。在双侧负重过程中，姿势调整和维持的关键是骨盆、臀部、躯干、肩膀和头部的对称。

第二目标是让病人能够将重心转移到瘫痪的下肢，这样健侧下肢就可以自由活动了。然而，仅仅利用患侧下肢支撑体重是不够的。被照护者必须能够快速"减轻"腿的负重，以便向前摆动，使步态正常。中风或脑损伤后的一个常见异常负重姿势是膝关节过度伸展（锁定），骨盆后缩和踝关节下垂，这种姿势使患侧下肢变成"刚性支柱"。

承重腿的最佳位置：

（1）踝关节背屈至少90°，这样脚就能平放在平坦的地面上。

（2）膝关节放松，伸展而不锁死。

（3）髋关节伸展。

（4）骨盆中立位。

躯体感觉对站立平衡起到了重要作用，其中有三种感觉系统参与站立平衡：本体感觉、前庭觉和视觉。

训练方法：

步骤1：让被照护者在黑暗的环境中行走，可以更多地锻炼被照护者的本体感觉、触觉和前庭觉。

步骤2：对于患侧上、下肢的本体感觉存在障碍的中风被照护者，让其在各种情况下体验患侧下肢负重，增强患侧的躯体感觉。

步骤3：在训练中不断减少视觉和本体感觉的刺激反馈，增强被照护者的前庭功能。

下肢肌肉力量对立位平衡的调整和保持也起到重要作用。

训练方法：

步骤1：让被照护者在站立位时去够取、抓放不同位置的物体，这样被照护者就需要使用患侧的下肢去负重。

步骤2：还可以让被照护者患腿单腿负重，另外一条腿做上台阶或踢球的动作。

当病人平衡能力改善时，可以设计一些动态的训练任务来进一步提高被照护者的平衡能力。

训练方法：

步骤1：与被照护者进行接抛球的训练（图1-3-18）。

步骤2：让被照护者进行一些简单的家务活动，例如，从地板上捡起衣服，把衣服放进洗衣机里。

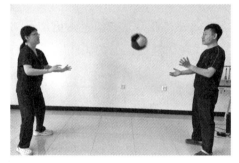

图1-3-18　接抛球训练

二、上肢的训练

大部分中风或脑损伤被照护者都存在上肢和手部肌肉丧失运动功能，活动刻板、机械和无用的异常运动模式，以及缓慢而笨拙的上肢活动，这些都必然会限制被照护者参与日常生活活动。

训练原则：

（1）防止/减少上肢和手部的异常运动模式。

（2）促进患侧上肢肌肉收缩的能力。

（3）防止废用。

（4）训练内容和难度要和被照护者目前的功能水平一致。

（5）制订有效的伸展和抓握运动计划。

（6）教会被照护者自主训练方法，以便在任何情况下均可以自我锻炼。

（一）防止／减少上肢的异常运动模式

影响异常运动模式的四个因素：骨盆和躯干的位置、痉挛、肩胛骨的位置和肩胛骨制动。

1. 骨盆和躯干的位置　被照护者躯干的位置对上肢功能有显著影响。例如，当被照护者驼背和骨盆不对称时，完成活动的速度明显变慢，这是因为躯干的姿势对肩胛骨位置有直接影响，肩胛骨位置又影响了肱骨的运动。因此，对于中风和脑损伤的被照护者来说，躯干的正确姿势非常重要。

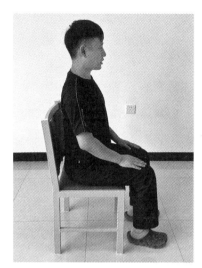

图 1-3-19　髋、膝、踝关节 90° 坐位

训练方法：

步骤 1：被照护者取坐位。

步骤 2：双脚可以平放在地面上。

步骤 3：髋、膝、踝关节均保持 90°（图 1-3-19）。

2. 痉挛　痉挛是脑损伤后常见的原发性运动障碍，是一种特定肌肉张力增强的状态。由于痉挛的肌肉对快速、被动的活动有很强的抵抗力，所以痉挛对被照护者的主动运动造成了严重的障碍。下面列举了偏瘫被照护者上肢易发生痉挛的肌肉。

（1）斜方肌和菱形肌：导致肩胛骨后缩。

（2）胸大肌：导致肱骨内收内旋。

（3）肱二头肌：导致肘关节屈曲。

（4）旋前圆肌：导致前臂旋前（手心向下）。

（5）指浅和指深屈肌：导致手指和腕关节屈曲。

药物干预可以减少痉挛，但要熟悉病人正在服用的药物的副作用。

训练注意事项：

（1）避免快速的肌肉牵拉。

（2）对痉挛的肌肉进行缓慢而持续的牵拉。

（3）将受限的肢体置于抗痉挛的体位，如将肩关节置于最大的外旋位置。

（4）暂时减少痉挛肌肉的紧张，使被照护者更容易活动；减少肌肉僵硬，防止 ROM 受限。

（5）当进行缓慢牵拉时，被照护者必须保持骨盆、躯干和肩胛骨处于正确位置。

整体上肢的牵拉训练方法：

步骤 1：肩胛骨伸展，肩关节外旋和外展，肘关节和腕关节伸展，前臂旋后。

步骤 2：被照护者可以在开始其他训练活动之前和休息时保持这种姿势。

痉挛被照护者在从事引起身体、情感或认知压力的活动时，他们的肌肉紧张感会增加。首先要让被照护者尽量避免和控制过度的压力，其次在这些时候对痉挛的肌肉进行缓慢的、长时间的牵拉。

3. 肩胛骨的位置　正常肩胛骨位于胸腔后侧，向上旋转5°，向前倾斜30°。这种休息位姿势，使肩胛骨、胸骨和肱骨之间保持最佳位置。偏瘫被照护者的肩胛骨位置是异常的，可出现后缩和向下旋转、抬高、过度伸展和过度收缩。

训练方法：

步骤1：按照之前提及的方法确定被照护者的坐位和站立位姿势是否正确。

步骤2：做肩胛骨向前伸展和向上旋转的被动拉伸。

4. 肩胛骨制动　肩关节的运动依赖于肩胛骨的主动活动。健康成年人的肩胛骨存在一定的活动度。中风被照护者肩胛骨的活动能力受损，所以被照护者在进行肩关节活动时会出现耸肩的代偿性运动。

训练方法：

步骤1：早期训练时，被照护者采取正确的坐位，将健侧的手臂向前弯曲90°放在桌面上，让被照护者用力向前伸，去体验健侧肩胛骨向前运动的感觉（图1-3-20）。

步骤2：让被照护者用健侧手握住患侧手重复刚才单手时的动作，这样可以被动地牵拉患侧上肢。

训练也可以在仰卧位下进行。

步骤1：双上肢举起来伸直，垂直指向天花板。

步骤2：从仰卧位翻身到侧卧位（朝向健侧翻身），照护师可以加以辅助，以确保姿势的正确。

需要注意的是：在肩胛骨无法完全活动的情况下，主动或被动的肩部运动超过90°可能导致严重损伤。所以训练时，要避免肩胛骨不动的情况下只被动活动肱骨；在进行被动活动时，始终确保适当的肩胛骨运动；给被照护者训练前应该熟知肩胛骨、肱骨的相互作用；教被照护者进行自主活动时，重点关注肩胛骨而不是肩关节的运动，并将肩关节的运动限制在90°以内。

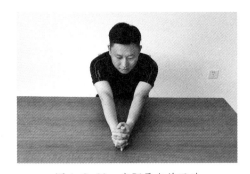

图1-3-20　肩胛骨向前运动

（二）促进上肢和手的早期活动

对于上肢或手部不能产生任何肌肉收缩的被照护者，常用两种训练方法：运动想象和镜像疗法。

1. 运动想象　对于认知正常的被照护者，虽然被照护者上肢丧失了主动运动的功能，但是被照护者可以在大脑中去想象患侧肢体的运动，这是一种心理练习。

训练方法：

步骤 1：照护师可以让被照护者观看视频，视频内容可以是放松训练、患侧肢体运动训练和进行日常活动的训练。

步骤 2：指导被照护者边看边想象患侧肢体和视频中进行一样的运动，也可以利用图片、照片或书面提示。被照护者每天可以进行运动想象 20～30 分钟。

2. 镜像疗法 镜像疗法其实也是运动想象的一种延伸，可以帮助脑卒中被照护者提高患侧上肢或下肢产生特定肌肉收缩的能力。

训练方法：

步骤 1：被照护者坐在桌子旁，镜子正面对着健侧，患侧放在镜子的背面，利用镜子遮挡住被照护者的视线。

步骤 2：让被照护者同时完成相同的双侧动作。因为镜子的位置，被照护者看到的是正常手的映像，就好像看到患侧的手也在运动。这个训练可进行 20 分钟。

（三）防止废用

防止废用是中风后的早期和康复阶段的主要训练目标。照护师要让被照护者尽可能地去使用瘫痪侧的肢体。

训练方法：

步骤 1：使用患侧来支撑体重，也叫患侧负重。

步骤 2：利用让被照护者向不同方向转移重心的活动来达到训练目的。

步骤 3：照护师要让被照护者对其患侧肢体建立一定的意识，使其能时刻关注自己的患侧，并在患肢可以参与的情况下鼓励被照护者使用患侧肢体。例如，在喝水时，可以鼓励被照护者双手拿起杯子，即便这项活动单手就可以完成；穿衣时，虽然被照护者抬起患侧上肢很费力，但是也要鼓励被照护者自己抬起上肢完成这项活动。

（四）训练够取和抓握运动

人类使用上肢的方式多种多样。手部的活动（如从头上方的柜子里拿东西）是建立在近端肢体有效活动（肩关节要向上运动才能够到柜子）的基础上。

下面是影响上肢够取和手指抓握功能的因素，这些因素也是我们在给被照护者进行训练时要关注的。

1. 够取的动作与眼睛和头部的动作要协调一致。

2. 肩、肘和前臂的运动帮助手进行各种活动。例如，接电话时，用手去抓住电话，把电话送到嘴和耳朵边，这个动作的实现不单单是手的参与，还有赖于肩、肘、前臂和手腕的运动。

3. 肩胛骨的运动在上肢活动时也不能被忽视。

4. 抗重力运动时，胸腔、肩胛骨和肱骨的肌肉的协调运动是必要的，以提供肩带的稳定性。

5. 手指在进行抓握和放下的运动时，不能忽视手腕的运动。

够取和抓握功能对于被照护者参与日常活动来说非常重要，所以照护师要在这方面对被照护者进行训练。训练时的注意事项如下：

（1）在功能水平提高后，被照护者应继续进行目前对他们来说比较容易的活动。当被照护者觉得自己有能力完成任务要求时，他们更有信心主动进行练习。练习以前学到的技能可以促使被照护者自发地挑战该活动较高的难度，如提高活动的速度、增加持续的时间或重复的次数。

（2）无论做什么训练（主动或被动），被照护者都要保持正确的姿势。

（3）被照护者进行的任何训练都要确保是安全的。

（4）确保被照护者进行的训练和被照护者目前的功能水平相一致。如果训练的难度太大，被照护者就会出现上肢的异常运动模式。为避免出现异常运动模式，可让被照护者的上肢在支撑面上进行运动，如擦桌子的运动。

（5）要考虑影响训练难度的各种因素。例如，够取时的高度、距离、方向，够取目标的大小，抓握物体的尺寸、形状、质地，放下的位置的大小，运动速度的快慢，姿势的要求，认知的要求。

（6）不要一次增加多个因素的难度。当其中一个因素难度增加时要考虑降低其他因素的难度，以保证让被照护者能成功地完成一项训练活动，并看到自己的进步，这样他们就会有动力进行更多的练习，并在日常活动中使用受影响的上肢。

（7）手部抓握训练可以从拾取粗大的物体过渡到细小的物体，手部动作包括柱状抓握、球状抓握、手指的指尖捏、侧腹捏、两指间夹取等。

手指抓握训练方法：

步骤1：抓握大号木钉（图1-3-21）。

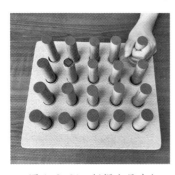 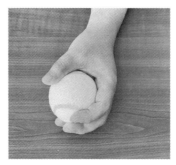 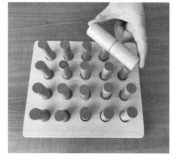

图1-3-21　抓握大号木钉　　　图1-3-22　抓握大球　　　图1-3-23　捏取大号木钉两端

步骤2：抓握大球（图1-3-22）。

步骤3：捏取大号木钉两端（图1-3-23）。

步骤4：捏取中号木钉（两指捏、三指捏）（图1-3-24，图1-3-25）。

步骤 5：两指间夹取（图 1-3-26 ）。

步骤 6：手指楼梯（图 1-3-27 ）。

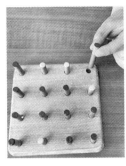
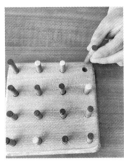
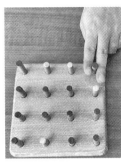
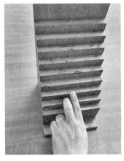

图 1-3-24 两指捏 取中号木钉　　图 1-3-25 三指捏 取中号木钉　　图 1-3-26 两指间 夹取　　图 1-3-27 手指楼梯

第三节　感觉训练

感觉训练要根据被照护者的不同情况选择一种最佳方法。对于那些感觉减弱或丧失，无法对潜在的破坏性刺激做出疼痛反应的被照护者，照护师要教给被照护者代偿策略，以防止伤害的发生；对于那些感觉反应过于强烈的被照护者（如抚摸皮肤被照护者即感到疼痛），需要进行脱敏训练；对于那些失去感觉但有望恢复部分感觉功能的被照护者，照护师可以进行被动感觉训练；对于那些有一定感觉的被照护者，照护师可以进行感觉再教育训练（积极的感觉训练）。

一、感觉再教育

感觉再教育是一种适合的和常用的治疗方法，用于治疗各种周围神经损伤。感觉再教育也用于中风后的感觉减退或错乱的被照护者。感觉再教育，结合了注意、学习、反复练习和使用其他感官，如视觉或听觉，以帮助被照护者学习重新解释感觉。

感觉再教育是基于学习原则的训练策略，根据被照护者的兴趣和能力量身定制训练计划和训练材料，对活动进行分级，使被照护者能够达到提高表现的预期，并确保被照护者注意到所提供的刺激和信息，并认为它们是重要和相关的。

（一）原因

周围神经损伤会导致被照护者出现感觉功能障碍。神经修复后，儿童被照护者可以不通过感觉训练直接恢复感觉功能；而在成人被照护者中，必须经过感觉再教育训练。

周围神经损伤后的感觉恢复是一个极其复杂的过程。神经撕裂或手术修复后，感觉纤维需要足够的时间再生。周围神经以每天 1 毫米或每月 1 英寸（2.54 厘米）的速度再生。任何外科手术都不能确保成人神经损伤后触觉辨别能力的恢复。如果神经生长的方向发生了错误，那么再生就会停止。神经再生还受到疤痕组织的限制。

由于神经再生的停止或错误导致被照护者伤后的感觉与受伤前的感觉不同，被照护者无法将这种伤后的感觉与伤前大脑中保留的感觉信息进行匹配，因此不能识别或错误识别感觉刺激。周围神经损伤的感觉再教育的目的是帮助被照护者学会识别来自手部的新的感觉模式，并将新的感觉与当前的运动或触觉体验联系起来。

（二）训练方法

在神经修复后就应立即开始第一阶段的感觉再教育。当被照护者能清晰生动地感受到物体的触摸时，就可以开始第二阶段的感官再教育。在第二阶段，被照护者应专注于学习如何将触觉的感知与视觉或听觉的感知相匹配，利用视觉或听觉来训练新的感觉，从而提高触觉辨别能力。当被照护者能感知轻的、固定的触觉并能对触摸的点准确定位后，训练的重点就转变为功能性的任务，如通过触摸识别物体。

1.第一阶段　这个阶段是开始神经再生之前的时期。在此阶段，损伤神经支配的皮肤部分没有感觉。该阶段的治疗目标是维持皮层的感觉表征。

步骤 1：替代感觉训练。在触摸被照护者皮肤时，让被照护者用视觉去观察（视觉 – 触觉交互作用）或通过听觉去感受（听觉 – 触觉交互作用）触摸的声音。例如，一只手触摸各种材质时会发出各种声音。

步骤 2：视 – 触觉互动疗法。镜像疗法就是这种训练方法的一种形式。镜像疗法是将未受影响肢体的感觉映射到患侧肢体的视觉反馈的假象来改善患侧肢体的感觉。在病人面前放置一面镜子，这样感觉缺失的手就隐藏在镜子后面，而健康的手在镜子中的镜像，看起来就像患侧的手。触摸健康的手会给人一种触摸患侧手的错觉。

2.第二阶段　这个阶段是主动感官再教育，从手部神经再生开始。

训练方法：

步骤 1：选择安静的环境，以便于被照护者最大限度地集中注意力。

步骤 2：被照护者在患处用铅笔的橡皮头施加压力，以能感知但不引起疼痛为准，同时让病人观察，然后闭上眼睛，专注于自己的感觉。

步骤 3：让被照护者用语言表达自己的感受，睁开眼再次观察刺激，以确认感觉经验与知觉。

步骤 4：当被照护者对于之前的训练感到轻松没难度之后，让被照护者开始辨别日常用品，可以使用大小和形状不同的日常物品。让被照护者先睁开眼睛，再闭上眼睛，之后再睁开眼睛进行抓握和使用。被照护者应专注于触觉感知。这个训练先从大小、形状和材质差别很大的、熟悉的大件物品开始，然后是大小相似但材质不同的物品，最后是大小和形状不同但材质相似的小件物品。通过正确识别物品的数量和在闭眼情况下正确识别物品所需的时间来判断被照护者的进步程度。每周训练 2～3 次，每次 5～15 分钟。除了固定的训练时间，被照护者也要进行自主锻炼，建议每天 3～4 次，每次 5 分钟。允许病人经常睁开眼睛休息，这样可以减少迷失方向和焦虑的感觉。

周围神经损伤的恢复可能需要数年时间，而且通常是不完全的，伴有持续的不适和较差的触觉感知。

二、感觉脱敏

感觉过敏包括异位痛和感觉过度。异位痛，即非疼痛刺激引起的疼痛感；感觉过度，即对触觉刺激的高度敏感。脱敏旨在降低触碰敏感区域的不适感。脱敏处理通常用不同材质的物体反复刺激高敏感区域的皮肤，一般从柔软的材质到粗糙的材质。

（一）原因

在神经创伤、软组织损伤、烧伤和截肢后，部分被照护者会出现感觉过敏。感觉过敏被照护者通常会避免使用过敏的肢体部位进行功能活动，总是采取抱着超敏部位进行保护的姿势，因此造成了过敏肢体的废用。脱敏的原理：渐进式刺激会产生渐进式耐受性。

（二）训练方法

步骤 1：被照护者在感觉过敏的肢体部位佩戴夹板或填充物来补偿过敏，随着情况好转，逐渐减少保护装置。在治疗过程中，被照护者逐渐对一系列感觉刺激产生耐受性。脱敏材料有五种不同的等级：等级 1，音叉，石蜡，按摩；等级 2，深度按摩，用铅笔头上的橡皮头施加触摸压力；等级 3，辨别材质；等级 4，辨认物体；等级 5，工作和日常活动。

步骤 2：脱敏从感觉过敏区域以外的部位开始，向最敏感区域进行。持续的接触比间歇性的接触更有效，间歇性接触是不利于脱敏的。当被照护者表现出对当前水平的刺激耐受后，便可以进入下一等级。

可以将镜像疗法与脱敏训练结合使用。在镜像疗法中，镜子被放置在被照护者的身体中线部位，这样患肢在镜子后面就被隐藏起来了，而正常肢体的图像就被感知到患肢的位置上，从而给人一种被照护者有两个"正常"肢体的假象。被照护者在镜子中观察正常的肢体触摸各种材质，触摸会被认为是施加在患肢上的，并且是可以忍受的。然后把镜子拿掉，让受影响的肢体接触刚才的物体。

其他训练方法：负重压力、用含有类固醇的乳膏对 6 个月以内的手术疤痕进行每日两次的按摩、液体疗法和家庭淋浴按摩。日常生活中使用受影响的身体部位有助于脱敏。此外，活动必须根据被照护者的兴趣进行调整。

三、感觉补偿训练

保护性感觉是身体在受到疼痛和极端温度的刺激下产生的感觉，这是软组织即将受到损伤的信号。当大脑接收到这个信息时，正常的反应是将身体移开，远离刺激源。如果没有这个信号，就会发生组织损伤。对于保护性感觉减弱或缺失的被照护者，治疗的目标是避免伤害。教给被照护者必要的预防措施，以防止身体受伤。

（一）原因

疼痛被认为是人类拥有的最有价值的感觉，因为疼痛是一种预警机制，当我们抓东西抓得太紧或保持一个姿势太久时，疼痛感就会向我们发出警告。而感觉丧失的被照护者就失去了这种保护性感觉，他们在进行活动时，容易发生烧伤、割伤、撕裂和擦伤。容易对失去保护性感觉的肢体造成损伤的五种因素是持续的低压、集中的高压、极端的温度、重复的摩擦力和感染。

（二）训练方法

补偿策略的训练方法就是预防和避免这五种损伤因素。

1.持续的低压　对于长期卧床或者长期制动的被照护者，容易在骨突起的皮肤区域发生压疮，这是因为骨突起与接触面之间长时间互相施压，导致皮肤破溃。为了避免持续低压造成的损伤，需要频繁地改变体位，也可以在被照护者的臀下加坐垫和在鞋里垫鞋垫。

2.集中的高压　指导被照护者小心处理尖锐的工具，并在行李箱、抽屉、工具和钥匙上使用放大手柄，以避免集中的高压。教导被照护者只使用必要的力量抓住物体，避免过于用力产生过高的压力。如果被照护者需要佩戴一些辅助器具，如腰围、吊带等额外的物品，注意佩戴时不要过紧。

3.极端的温度　教导被照护者提高对极热或极冷的来源的警觉，并保护自己不与之接触。建议使用隔热的杯子、防烫手套、导热慢的木制手柄的器具。使用轮椅的病人应将水槽下裸露的热水管道隔离。在寒冷的天气，应佩戴保暖手套。

4.重复的摩擦力　指导被照护者避免重复运动及皮肤与物体之间的过度摩擦。减少摩擦的方法包括佩戴合适的手套，在工具上使用加粗或加垫的手柄。

5.感染　教育失去保护性感觉的被照护者，对水疱、割伤和擦伤处进行特殊护理，以避免感染。如果发生感染，在治疗感染的同时，感染部位应该完全放松，避免受压和过度使用。

其他补偿感觉缺失的方法还包括对其他感觉的依赖。例如，利用视觉补偿防止与尖锐物体接触。感觉丧失的部位触碰水之前，先用感觉完好的身体部位测试水温。听觉补偿也有助于防止受伤。

最后，应该指导被照护者进行良好的皮肤护理。每天涂抹乳液或油脂可以补充皮肤的水分，水分充足的皮肤更有弹性、柔韧，不容易受伤。每天都需要对皮肤进行检查。发热或发红的区域表明可能是组织损伤的部位，会发展成压疮，这个部位要完全减压，直到颜色恢复正常。

注意事项：如果皮肤恢复正常颜色的时间超过20分钟，就必须寻找刺激皮肤的原因并消除。如果被照护者不能自己完成检查，照护师应每天执行这些任务。

四、被动感觉和主动感觉训练

对于那些没有感觉的人，感觉训练可能是被动的；对于那些感觉开始恢复的人，感觉训练可能是主动的。被动感觉训练包括对失去神经的部分进行重复刺激，以维持该部分的感觉表征。被动感觉训练不需要被照护者的注意，而是通过对被照护者皮肤的长期高度重复的刺激来改善感觉。

（一）原因

感觉障碍会损害一个人探索周围环境和执行日常活动的能力，影响生活质量和个人安全感。中风后感觉功能障碍主要表现在触觉辨别和本体感觉方面，而疼痛或温度感觉受累不多，因此显著地限制了上肢的使用。在感觉减退的情况下，上肢的运动是存在的，但自发运动是有限的。如果不对被照护者进行训练，他们就不会主动使用患侧肢体，所以就会导致废用的发生。

被动感觉训练是对感觉障碍的肢体进行广泛的重复刺激，不需要被照护者参与。主动感觉训练是基于神经可塑性和学习的概念，进行需要触觉参与的活动越多，大脑内处理感觉的皮质区域就会扩大，被照护者的感觉就会改善。因此，中风后被动和主动感觉训练的目标都是通过感觉反馈改善大脑皮质对感觉的处理。

（二）训练方法

1. 被动感觉训练　通过电刺激或重复的机械刺激对被照护者进行被动感觉训练或触觉激活，不需要被照护者主动参与。

2. 主动感觉训练　主动感觉训练提倡被照护者多去参与日常生活活动，在康复的早期可以多参与双手活动，如开瓶盖、吃饭（一手拿餐具，另一手扶碗），这些活动都是和感觉相关的。在执行这些活动时，要指导被照护者多去关注任务的目标和执行过程中体验触摸物品的感觉。

在闭眼的情况下，让被照护者识别被触摸次数；识别画在手臂或手上的数字或字母；按指令找到自己的手指；辨别放在手上的物体或物体的形状、重量和材质；被照护者闭眼写一些字或画，也可以由照护师被动移动被照护者的手写或画。

第四节　认知功能训练

一、认知训练

（一）定向力训练

1.定向障碍的定义　定向障碍是指脑损伤被照护者在对人物、地点和时间的定向上表现出迷惑。被照护者不能描述自己当下在何处，可能迷路或走丢，可能不识别他人甚至自己，没有时间概念。

2.定向训练方法

（1）时间定向训练方法：训练被照护者认识当天的时间。例如，年、月、日，星期几，上午还是下午，发病多长时间，各种节日与相应的日期对应等练习，目的是帮助被照护者建立时间概念。

（2）地点定向训练方法：训练被照护者认识当下的地点，如家庭地址所在的地区、街道、楼层等，目的是帮助被照护者记住自己家的地址，减少走丢的可能，或迷路求助时能提供正确的信息。

（3）人物定向训练方法：训练被照护者认识亲人的名字。例如，兄弟、姐妹及子女的名字，或者知名人士的名字，目的是帮助被照护者建立人物定向力。

（二）知觉训练

1.知觉及知觉障碍的定义　人脑将当前作用于感觉器官的客观事物的各种属性（感觉）综合起来以整体的形式进行反映，即将感觉组织起来成为有意义的类型时称为知觉。而知觉障碍是指在感觉输入系统完整的情况下，大脑皮质特定区域对感觉刺激的认识和整合的障碍，可见于各种原因引起的局部或弥漫性脑损伤被照护者。

2.知觉障碍训练的方法　因脑损伤的部位和损伤程度不同，知觉障碍表现各异。针对临床上常见的知觉障碍类型，有以下训练方法。

（1）结构性失用的训练方法：结构性失用是指让被照护者进行一些需要运用二维尤其是三维空间进行结构性作业活动时出现困难。

①复制图形和拼图训练：几何图形复制，复制木块、小木棒、木钉盘设计及拼图训练。

②功能活动训练：根据被照护者的实际情况和需要进行实用功能活动训练。例如，摆餐桌、组装家具等。

③环境适应：结构性失用难以改善时，可用鲜亮的颜色作为提示来突出物品的特征，以便被照护者发现和识别。

以上训练的目的是通过逐步提高被照护者进行结构性作业活动的能力，最终使被照护者在现实环境中能完成有目的的活动。

（2）单侧忽略的训练方法：脑损伤后被照护者对大脑病灶对侧的定向、注意以及刺激的应答能力减退或消失，称为单侧忽略。临床表现为单侧空间和身体忽略两大类症状，尤以前者常见。

①视扫描训练：指双眼在视野范围内不断地变换注视点，寻找并追踪目标的能力训练。其目的是通过增加眼动范围来加强对被忽略侧的注意。方法包括从菜单、日程表、地图上寻找信息或从抽屉、衣柜里找需要的物品。

②忽略侧肢体的作业活动训练：目的是通过肢体感觉运动功能的参与，加深视觉的体验，减轻忽略症状，可选用木钉盘或类似的作业活动。将木钉或类似物品放在忽略侧，要求被照护者将木钉或类似物品拿起并插进位于健侧的木钉盘中。全过程要在被照护者的目光注视下进行。

③忽略侧肢体的感觉输入训练：目的是增强被照护者忽略侧肢体的存在感。可用手、较粗的毛巾、振动按摩器等摩擦被照护者的忽略侧上肢，或忽略侧肢体做负重训练等。

④阅读训练：目的是在忽略侧提供一个视觉提示以帮助被照护者找到阅读的起始点。

⑤代偿及环境适应：日常生活中在被照护者忽略侧家具、餐具等物品上贴颜色鲜艳的标记。目的是提醒被照护者对忽略侧的注意。必要时，为安全起见，可把物品（如食物等）放在被照护者的健侧。

（3）左右分辨障碍的训练方法：被照护者不能命名或指出自身、两个物体之间或对面人的左、右侧称为左右分辨障碍。

①感觉整合疗法：对左侧或右侧肢体皮肤进行摩擦和本体感觉刺激，其目的是增加感觉输入以帮助被照护者区别左右。

②左右侧概念活动训练：重复使用"左"和"右"的口令，目的是通过重复强调"左"和"右"区别的各种活动以达到将这些体验转移到日常生活的实际运用中。

③代偿及环境适应：如果被照护者实在不能重新掌握左、右的概念，可运用提示方法。如在左手戴一个被照护者喜欢或愿意接受的标志物以区分左右手等。训练中也要避免使用"左"和"右"的指令，而要用提示的方法。

（4）图形背景分辨障碍的训练方法：被照护者不能从背景中区分出隐含在其中的图形的症状称为图形背景分辨障碍。

①视觉辨别训练：开始的时候，将不同的物品放在被照护者面前让其用视觉而不

是用触觉的方法来分辨，然后过渡到在重叠图形中找出指定的图形或物品、给指定的图形或物品涂上颜色等。

②功能活动训练：在一个盒子内放一些日常用品，如梳子、剪刀、夹子、杯子等，让被照护者在其中找出指定的物品。然后再过渡到让被照护者在卧室的床上、厨房的抽屉和冰箱里找出指定的物品。

以上训练的目的是提高被照护者从背景中区分出前景的能力，最终运用于实际生活中。

（5）空间关系障碍的训练方法：不能判断两个物体之间的空间关系位置以及与自身之间的位置关系，称为空间关系障碍。

①自身空间定位训练：根据指示进行自身定位，例如，"走到桌子后面"等。

②物体与物体之间相互定位关系训练：运用各种复制作业，例如，用小木棒和积木复制各种图形、连接点阵图及拼图等。

以上训练目的是提高被照护者识别自己与两个或更多物体之间的关系。

（6）穿衣失用的训练方法：指被照护者因辨认不清衣服的上与下、前与后、里与外而不能自己穿衣服，是视空间关系障碍，是结构性失用或单侧忽略等导致的结果。

①训练前要对被照护者穿衣失用的原因进行分析。

②让被照护者按照指示或示范按顺序穿衣服。

③教给被照护者一套固定的穿衣方法并反复练习直到掌握要领。

以上训练的目的是让被照护者最终能自己穿上衣服。

（7）意念运动性失用的训练方法：意念运动性失用是指储存运动记忆的左顶下小叶与负责制订运动计划的前运动皮质之间联系中断导致的运动记忆的计划和编排障碍。根据损伤部位的不同分为肢体失用和口腔－颜面失用。临床表现为被照护者不能按口令做运动。

①请被照护者跟着做动作，如伸舌、睁眼、闭眼、举手等。

②把环境变换为日常生活中的动作，如用毛巾洗脸、用梳子梳头、用牙刷刷牙等。

其目的是提高被照护者运用不同身体部位进行计划运动的能力。

（8）地形定向障碍的训练方法：地形定向障碍是指不能理解和记住两地之间的关系，在形成空间地图并利用它去发现到达目的地的路线或解决有关地形的问题上出现种种错误。

①因地形定向障碍往往与单侧空间忽略或空间关系障碍有关，故应仔细查找其原因并做针对性的训练。

②功能活动训练：对被照护者常用、重要的路线，从一个地点走到另一个地点进行反复练习，可给予口头提示。

③代偿与环境适应：地形定向障碍难以改善时，可用死记硬背的方法来记住必走

路线的环境特征。可在路线上设计路标以引导被照护者到达目的地而不迷失方向。嘱咐家属被照护者不能独自外出。

训练目的是提高被照护者的地形定向能力，以防走丢。

二、注意训练

（一）注意及注意障碍的定义

注意是心理活动指向一个符合当前活动需要的特定刺激而忽略或抑制无关刺激的能力。注意的集中性、选择性、持久性、转移性及分配性是其特征。注意障碍是指因前述特征受损，故不能处理用于顺利进行活动所必要的各种信息。

（二）注意障碍的训练方法

1. 视觉注意训练

（1）空间结构力训练：复制点阵图，目的是通过改善被照护者的空间组织能力来提高其注意的集中性。

（2）视觉追踪：划消训练，目的是改善被照护者的注意集中性和选择性。

（3）找数字或字母：如把 1～16 或 A～K 排列混乱的数字或字母按顺序指出来，目的是改善被照护者定位顺序信息的能力。

2. 听觉注意训练

（1）对目标声音做出反应：给被照护者播放或读一段数字或文字，要求被照护者在听到指定的数字或文字时做出反应，如拍一下桌子等，目的是改善被照护者的集中性和持久性。

（2）对目标数字声音做出反应：给被照护者播放或读一段数字，要求被照护者在听到一个数字比前一个数字少 1 的时候做出反应，如拍一下桌子等，目的是改善被照护者的集中性和选择性。

（3）听觉任务和视觉任务同时呈现训练：要求被照护者在完成听觉任务的同时要完成视觉任务。目的是改善被照护者的集中性和分配性。

（4）作业变换训练：为被照护者准备两种不同的作业，当被照护者听到指令"变"的时候，要求被照护者停止当前的作业而改做另一种作业。目的是改善被照护者的集中性和转移性。

三、记忆训练

（一）记忆及记忆障碍的定义

记忆指能记住经验过的事物，并能再现或回忆，或在它重新呈现时能再认识。而记忆障碍是指记忆（包括识记、保持、回忆和再认）能力低于正常人或发病前。

（二）记忆障碍训练方法

1. 内辅助法　是通过调动自身因素，以正常或损害较轻的功能代偿受损或损害较重的功能的一些方法，目的是达到改善或补偿记忆障碍。

（1）复述：有保持性复述（又称简单复述或机械复述）和精细复述（又称整合性复述）两种，后者可使短时记忆中的信息得到进一步的加工和组织，使之与个体已有的知识建立联系，从而使信息转入长时记忆中。

（2）图片刺激法：将被照护者熟悉的环境和相关人物制成图片作为刺激物来记忆。

（3）人名联想法：将与被照护者有过交往但想不起他们的名字的人物照片作为刺激物记忆。

（4）视意象：将要记住的信息在脑中形成一幅图画来帮助记忆。

（5）语义细加工：通过编一个简单的句子或故事来帮助记住信息。

（6）首词记忆术：将要记住的每一个词或短语的第一个字或谐音编成自己熟悉或好记的成语或句子。

（7）日常生活中，养成物归原处的好习惯。

2. 外辅助法　指利用身体外部的辅助物或提示来帮助记忆的方法，是一类代偿技术，目的是减轻因记忆障碍给被照护者的生活造成的困扰。

（1）储存类工具：笔记本、时间安排表、手机、计算机等，用于帮助被照护者储存容易忘记的事项。如邮箱密码、物业电话号码等。

（2）提醒类工具：定时器、报时手表、智能手机、闹钟、日历、标志性张贴、留言机等，用于提醒被照护者在规定的时间干某件事。如晚上7点服药、8点给某人打电话等。

（3）记忆笔记本：目的是给记忆障碍较重的被照护者代偿记忆功能。笔记本内容要根据被照护者的生活习惯、需要而设计；要归类有条理，并在每一类的开头做个醒目的标签便于尽快查阅。

四、失算症训练

（一）失算症的定义

脑部病变导致数字加工和计算能力下降或丧失称为失算症或称获得性计算障碍。

（二）失算症的训练

1. 数字的理解训练

（1）数字名称的训练：口头出声数数，朗读阿拉伯和中文数字，听写阿拉伯数字和中文数字。

（2）数量感的训练：计数，比较数字的大小，数的组成练习等。

2.计算规则的练习　识别运算符号、四则运算的规则练习。例如，加法的交换律和分配律，任何数加 0 仍得原数；两减数相同得 0，被减数减去 0 仍得原数等；任何数乘 1 得原数，即 N × 1＝N；任何数乘 0 都得 0；被除数和除数相同得 1，0 不能为除数等。

3.四则运算练习　根据被照护者的文化程度及需要选择加减乘除法练习。

4.应用题练习　结合被照护者的实际生活做四则运算应用练习。例如，购物算账付钱，交水、电、燃气费等。

目的是通过改善被照护者的数字加工和计算能力，提高其日常生活活动能力的独立性。

五、执行功能训练

（一）执行功能障碍的定义

执行功能障碍指由于脑部病变，尤其是前额叶皮质损伤或较大区域脑皮质病变，导致被照护者不能独立完成有目的的、自我控制的行为表现。

（二）执行功能障碍的训练方法

1.分类训练　将物品或事物由粗到细进行分类。例如，食品类还可进一步分为蛋类、肉类、水果类等。

2.抽象与概括训练　向被照护者出示成对物品或词组，要求说出它们的共同之处；谚语分析；将短新闻中的信息提炼成二至三句话等。

3.推理训练　可采用言语性和图片、数字等非言语性材料进行推理，例如，让被照护者观察一些人们在日常生活中活动的图片，让其说出图片中的人是在做什么，为什么穿着那样的服装，手上拿着的是什么工具，有什么用，图片中有没有错误。

4.判断力训练　让被照护者记录或说出在日常生活中的两个"问题"，并让被照护者解释它为什么是个"问题"；假设发生了某件事情，让被照护者判断其好处及坏处；估计做某项活动所需要的时间等。

5.计划及问题解决训练　将被照护者日常生活中常遇到的情景做成图片并打乱顺序，让被照护者按照事情发展的顺序排序；说出或写出现实生活中要进行某项活动的步骤或可行方法。

目的是改善被照护者的概念形成、抽象、推理、判断、计划及问题解决能力，最终能在现实生活中完成有目的的活动，提升其独立性。

第四章 职业模块四 日常生活活动能力

本模块主要描述不同被照护者的日常生活活动能力训练以及辅助手段。以下各节针对不同障碍类型进行描述，但许多被照护者不止存在一种障碍。例如，类风湿性关节炎被照护者不仅关节活动度受限，还有肌肉力量下降的问题；脊髓损伤被照护者除了感觉减弱，还存在肌肉无力的现象。因此，对于具有特定损伤组合的被照护者，应选择具有针对性和多元化的日常生活活动能力（ADL）训练方式。

第一节 偏侧肢体功能障碍和上肢截肢被照护者的 ADL 训练

以下方法和设备适用于偏侧肢体功能障碍的偏瘫被照护者，也可用于因创伤造成的单侧上肢截肢或暂时或永久上肢功能受限的被照护者。上肢截肢或受伤的被照护者躯干和下肢功能正常，感知和认知正常，其适应性和学习能力可能稍强。

一、进食

（一）吃食物

1. 根据被照护者的情况，选择合适的姿势。

（1）如果坐在椅子上进食，需要根据被照护者情况选择是否装有靠背、扶手、安全带的稳定的椅子。椅子的高度调整到被照护者可以恰好将双脚平放在地面上，髋关节、膝关节为直角。如有需要，可以在椅子上安装桌板，让被照护者前臂支撑在桌板上。

（2）如果被照护者无法转移至椅子上进食，可以将床的上半部分摇起至90°，让被照护者靠坐在床上。如果床的上半部分无法摇起，可以在被照护者背后垫上高高的被子，帮助被照护者保持坐位平衡。

2.根据被照护者的情况，选择合适的吃食物的方式。

（1）对于上肢截瘫或者患侧上肢严重功能障碍的被照护者，其患侧上肢尚未有任何活动或仅能抬至腹前，如果其健手是利手，那么就用健手使用筷子和勺子；如果其患手是利手，那么被照护者就需要进行利手交换训练，学习如何用非利手（健侧）进食。在进食时，需要将碗、餐盘、杯子放置在防滑垫上固定，偏侧肢体功能障碍被照护者可以将患肢前臂和肘部放置在桌面上，以维持稳定。

（2）对于患侧上肢可以主动抬至嘴部，但其手指没有抓放活动的偏侧肢体功能障碍的被照护者，如果其患手为非利手，那么其主要功能是稳定桌上的餐具；如果其患手为利手，那么需要借助万能袖带（图1-4-1）使用勺子和叉子进食，通过利手交换训练学习如何用健手使用筷子。

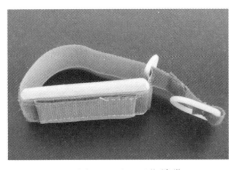

图1-4-1 万能袖带

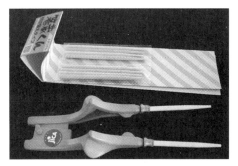

图1-4-2 助筷器

（3）对于患侧上肢各关节可以独立并协调地活动，但其手指活动欠灵活，或对于复杂任务仍有不足的偏侧肢体功能障碍的被照护者，如果其患手为利手，则可使用助筷器（图1-4-2）。

（二）喝水

1.根据被照护者的情况，选择合适的姿势。如果坐在椅子上喝水，需要根据被照护者情况选择是否装有靠背、扶手、安全带的稳定的椅子。椅子的高度调整到被照护者可以恰好将双脚平放在地面上，髋关节、膝关节为直角。如有需要，可以在椅子上安装桌板帮助被照护者前臂支撑。如果被照护者无法转移至椅子上喝水，可以将床的上半部分摇起至90°，让被照护者靠坐在床上。如果床的上半部分无法摇起，可以在被照护者背后垫上高高的被子，帮助被照护者保持坐位平衡。

2.根据被照护者的情况，选择适当的喝水方式。

（1）对于上肢截瘫或者中风后患侧上肢严重功能障碍的被照护者，其上肢尚未有任何活动或仅能抬至腹前，如果其健手是利手，那么就用健手拿杯子喝水；如果其患手是利手，那么就需要进行利手交换训练，学习如何用非利手（健手）喝水。偏侧肢体功能障碍被照护者可以将患肢放置在桌面上以维持稳定。

（2）对于患侧上肢可以主动抬至嘴部，但其手指没有抓放活动的偏侧肢体功能障碍被照护者，可以使用双手插握的方式握住杯子喝水。

（3）对于患侧上肢各关节可以独立并协调地活动，但其手指活动欠灵活，或对于复杂任务仍有不足的偏侧肢体功能障碍被照护者，不管其患肢是利手还是非利手，都可单手握杯子喝水。

注意事项：在被照护者进食之前，需要根据医生或治疗师为被照护者制订的方案，选择适宜的食物，防止其误吸。在被照护者进食之前，需要调整好被照护者的姿势。

二、洗澡

步骤 1：移动到浴室。

步骤 2：转移至浴缸里。

（1）健侧靠近浴缸。

（2）健手扶住扶手或者浴缸壁。

（3）健侧下肢先进入浴缸。

（4）臀部移动至浴缸台面上。

（5）健手将患侧下肢抱进浴缸。

（6）调整好坐姿。

步骤 3：脱衣服。

步骤 4：洗头。

步骤 5：洗身。

（1）健手使用喷头在身上淋些温水暖身，打湿身体。

（2）健手将搓澡巾打好沐浴露。

（3）清洗自己能洗到的部位，患手支撑于体侧或者双手使用搓澡巾进行清洗。

（4）清洗腋下，健手可以将患侧前臂支撑于大腿上，清洗腋下。

（5）清洗背部，健手可以使用长柄的洗浴刷或者双手使用长条搓澡巾清洗背部。

（6）清洗健侧，健手使用长柄的洗浴刷清洗健侧的上臂和背部，也可以将搓澡巾放在浴缸桌板上或大腿上，然后健侧手臂在上边来回摩擦。

步骤 6：擦拭。将浴缸里的水放掉，使用浴巾擦干身体。

步骤 7：出浴缸。

（1）健手扶住椅子远侧扶手。

（2）健侧下肢先迈出浴缸。

（3）臀部移动至椅子。

（4）健手将患侧下肢抱出浴缸。

（5）调整好坐姿。

步骤8：穿衣服。

步骤9：移出浴室。

注意事项：

（1）如果被照护者患侧上肢功能允许，患侧可佩戴沐浴手套清洗健侧上肢。

（2）可以使用泵装的沐浴露和洗发水。

（3）单侧上肢截肢被照护者可以使用类似的方法洗澡。

（4）使用淋浴椅的入浴方式与浴缸入浴方式类似，根据被照护者的情况选择是否有靠背、扶手、安全带的淋浴椅。

（5）如果有感觉障碍，照料人员应注意多次测试水温。

三、修饰

修饰方面的困难主要是健侧肢体的护理以及双手操作的活动。

（一）洗脸

1. 根据被照护者的情况，选择合适的洗脸姿势。

（1）如果坐在椅子上洗脸，需要根据被照护者的情况选择是否有靠背、扶手、安全带的稳定的椅子。椅子的高度调整到被照护者可以恰好将双脚平放在地面上，髋关节、膝关节为直角。

（2）如果被照护者下肢力量、站立平衡、转移能力良好，那么可以在站位下洗脸。

2. 根据被照护者的情况，选择合适的洗脸方式。

（1）对于上肢截瘫或者中风后患侧上肢严重功能障碍的被照护者，其患肢尚未有任何活动或仅能抬至腹前。其患手在洗脸时主要起支撑作用，在坐位时前臂支撑或者是站位时直臂支撑于洗脸池台面。具体步骤如下：

步骤1：健手打开水龙头。

步骤2：健手在流动的水下打湿毛巾。

步骤3：健手将毛巾搭在水龙头上，单手拧毛巾。

步骤4：健手关水龙头。

步骤5：健手拿毛巾擦脸，清洁眼睛、嘴巴、鼻子和耳朵。

步骤6：健手晾好毛巾。

（2）对于患侧上肢可以主动抬至脸部，手指有粗大抓握动作，但缺乏精细运动的偏侧肢体功能障碍的被照护者，洗脸的具体步骤如下。

步骤1：打开水龙头，尽量用患手。

步骤2：健手在流动的水下打湿搓揉毛巾。

步骤3：健手将毛巾搭在水龙头上，单手拧毛巾。

步骤4：关水龙头，尽量用患手。

步骤5：双手拿毛巾擦脸，健手清洁眼睛、嘴巴、鼻子和耳朵。

步骤6：晾好毛巾，尽量用患手。

（3）对于患侧上肢各关节可以独立并协调地活动，但其手指活动欠灵活，或对于复杂任务仍有不足的偏侧肢体功能障碍被照护者，洗脸的具体步骤如下。

步骤1：打开水龙头，尽量用患手。

步骤2：双手在流动的水下打湿搓揉毛巾。

步骤3：双手拧毛巾。

步骤4：关水龙头，尽量用患手。

步骤5：双手拿毛巾擦脸，清洁眼睛、嘴巴、鼻子和耳朵。

步骤6：晾好毛巾，尽量用患手。

（二）**梳头**

1.根据被照护者的情况，选择合适的梳头姿势。

（1）如果坐在椅子上梳头，需要根据被照护者的情况选择是否有靠背、扶手、安全带的稳定的椅子。椅子的高度调整到被照护者可以恰好将双脚平放在地面上，髋关节、膝关节为直角。

（2）如果被照护者下肢力量、站立平衡、转移能力良好，那么可以在站位下梳头。

2.根据被照护者的情况，选择合适的梳头方式。

（1）对于上肢截瘫或者中风后患侧上肢严重功能障碍的被照护者，其患侧上肢尚未有任何活动或仅能抬至腹前，其患手在梳头时主要起支撑作用，在坐位时前臂支撑或者是站位时直臂支撑于洗脸池台面，具体步骤如下。

步骤1：健手持梳子。

步骤2：健手进行整个梳头活动。

（2）对于患侧上肢可以主动抬至头部，手指有粗大抓握动作，但无法够到头顶的偏侧肢体功能障碍被照护者，具体步骤如下。

步骤1：健手持梳子，梳理健侧的头发。

步骤2：患手持梳子，梳理患侧的头发。如果患手无法主动够到头顶，可以将患侧肘部放在桌面上，健手握住患手腕部辅助梳理头顶的头发。

（3）对于患侧上肢各关节可以独立并协调地活动的偏侧肢体功能障碍被照护者，使用惯用方法完成梳头活动。

（三）**刷牙**

1.根据被照护者的情况，选择合适的刷牙姿势。

（1）如果坐在椅子上刷牙，需要根据被照护者的情况选择是否有靠背、扶手、安全带的稳定的椅子。椅子的高度调整到被照护者可以恰好将双脚平放在地面上，髋关节、膝关节为直角。

（2）如果被照护者下肢力量、站立平衡、转移能力良好，那么可以在站位下刷牙。

2. 根据被照护者的情况，选择合适的刷牙方式。

（1）对于上肢截瘫或者中风后患侧上肢严重功能障碍的被照护者，其患侧上肢尚未有任何活动或仅能抬至腹前，其患手在刷牙时主要起支撑作用，在坐位时前臂支撑或者是站位时直臂支撑于洗脸池台面，具体步骤如下。

步骤1：健手拿起并握住牙刷。

步骤2：健手在牙刷上挤上牙膏，此时需要借用牙膏挤压器。

步骤3：健手刷牙。

步骤4：健手持漱口杯，喝水漱口。

步骤5：健手拿毛巾擦嘴。

（2）对于患侧上肢可以主动抬至脸部，手指有粗大抓握动作，但缺乏精细运动的偏侧肢体功能障碍的被照护者，具体步骤如下。

步骤1：患侧手握住牙膏，健手拧开盖子。

步骤2：患手拿起并握住牙刷。

步骤3：健手握住牙膏，在牙刷上挤上牙膏。

步骤4：刷牙。

步骤5：喝水漱口。

步骤6：双手用毛巾擦脸。

（3）对于患侧上肢各关节可以独立并协调地活动，但其手指活动欠灵活，或对于复杂任务仍有不足的偏侧肢体功能障碍的被照护者，使用惯用方法完成刷牙活动。

（四）清洁义齿

1. 根据被照护者的情况，选择合适的清洁义齿姿势。

（1）如果坐在椅子上清洁义齿，需要根据被照护者的情况选择是否有靠背、扶手、安全带的稳定的椅子。椅子的高度调整到被照护者可以恰好将双脚平放在地面上，髋关节、膝关节为直角。

（2）如果被照护者下肢力量、站立平衡、转移能力良好，那么可以在站位下清洁义齿。

2. 根据被照护者的情况，选择合适的清洁义齿方式。

（1）对于上肢截瘫或者中风后患侧上肢严重功能障碍的被照护者，其患侧上肢尚未有任何活动或仅能抬至腹前，其患手在清洁义齿时主要起支撑作用，在坐位时前臂支撑或者是站位时直臂支撑于洗脸池台面。具体步骤如下。

步骤1：健手在吸盘刷（图1-4-3）上挤上牙膏。

步骤2：健手拿起并握住义齿，在吸盘刷上摩擦。

步骤3：健手打开水龙头。

步骤4：健手冲洗义齿，如果担心义齿掉落，可将面盆注满水，并在底部铺一块毛巾，以避免义齿磕坏。

步骤5：健手关掉水龙头。

步骤6：健手用毛巾擦干义齿。

（2）对于患侧上肢可以主动抬至胸部及以上，手指有粗大抓握动作，但缺乏精细运动的偏侧肢体功能障碍的被照护者，具体步骤如下。

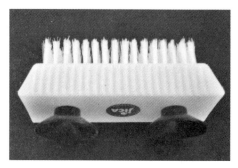

图1-4-3　吸盘刷

步骤1：患侧手握住牙膏，健手拧开盖子。

步骤2：患手拿起并握住牙刷。

步骤3：健手握住牙膏，在牙刷上挤上牙膏。

步骤4：患手手持义齿，健手用牙刷清洁义齿。

步骤5：打开水龙头，双手冲洗义齿和牙刷。

步骤6：关掉水龙头。

步骤7：用毛巾擦干义齿。

（3）对于患侧上肢各关节可以独立并协调地活动，但其手指活动欠灵活，或对于复杂任务仍有不足的偏侧肢体功能障碍的被照护者，使用惯用方法清洁义齿。

（五）修剪指甲

1.修剪指甲

步骤1：修剪患手的指甲，患手放在桌面上，使用稳定放在桌面的指甲钳（图1-4-4）修剪指甲。

步骤2：修剪健手的指甲，健手在固定在桌面上的指甲砂锉上来回移动，从而进行修理。

2.清洁指甲　将小吸盘刷粘在面盆上，健手的指甲在小吸盘刷上来回擦拭清洁。健侧手使用清洁工具清洁患侧指甲。

（六）剃须

1.根据被照护者的情况，选择合适的剃须姿势。

（1）如果坐在椅子上剃须，需要根据被照护者情况选择是否有靠背、扶手、安全带的稳定的椅子。椅子的高度调整到被照护者可以恰好将双脚平放在地面上，髋关节、膝关节为直角。

（2）如果被照护者下肢力量、站立平衡、转移能力良好，那么可以在站位下剃须。

2. 根据被照护者的情况，选择合适的剃须方式。

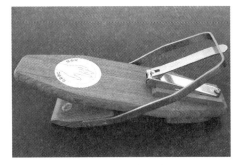

图1-4-4 指甲钳

（1）对于上肢截瘫或者中风后患侧上肢严重功能障碍的被照护者，其患肢尚未有任何活动或仅能上抬，手指仅有抓放活动，其患手在剃须时主要起支撑作用，在坐位时前臂支撑或者是站位时直臂支撑于洗脸池台面，健手拿起并握住电动剃须刀进行剃须。

（2）对于患侧上肢各关节可以独立并协调地活动，但其手指活动欠灵活，或对于复杂任务仍有不足的偏侧肢体功能障碍被照护者，使用惯用方法完成剃须活动。

注意事项：偏侧肢体功能严重障碍和上肢截瘫被照护者应该使用电动剃须刀剃须。如果他们用手动剃须刀剃须，患肢无法辅助拉紧面部皮肤，会增加割伤的风险。

四、穿衣

（一）穿脱套头衫

1. 对于上肢截瘫或者中风后患侧上肢严重功能障碍的被照护者，其患肢尚未有任何活动或仅能抬至腹前，在其穿脱套头衫时，患侧上肢主要起稳定及支撑作用，健侧上肢操作衣物。

（1）穿套头衫（图1-4-5）

步骤1：被照护者坐直，患侧上肢支撑于床边或椅子边，脚下有稳定的支撑，屈髋屈膝90°，准备穿衣服。

步骤2：衣服后侧朝上放置于大腿，领子朝向远端。

步骤3：被照护者躯干向前倾，将袖子卷起来套进患侧上肢至肩膀处。

步骤4：躯干保持继续向前倾，健手拉住领口套入头。

步骤5：将健侧上肢穿进袖口。

步骤6：坐直，整理衣服，将衣服拉拽至腰间。

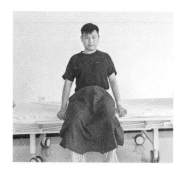 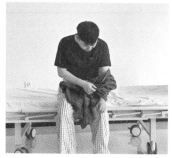 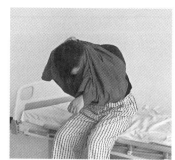

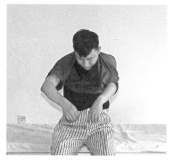 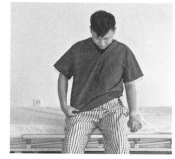 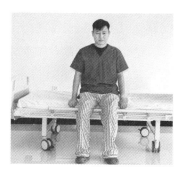

图 1-4-5　穿套头衫

（2）脱套头衫（图 1-4-6）

步骤 1：被照护者坐直，患侧上肢支撑于床边或椅子边，脚下有稳定的支撑，屈髋屈膝 90°，准备脱衣服。

步骤 2：躯干向前倾，健手抓住领口后侧。

步骤 3：将衣服向上拽起，使头从领口褪出来。

步骤 4：健手将患侧袖子褪至手腕处。

步骤 5：患手固定住衣服，健侧上肢将健侧袖子褪下来。

步骤 6：最后健手将患侧袖子完全褪下。

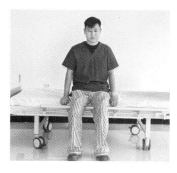 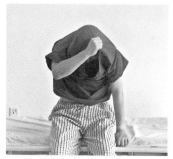 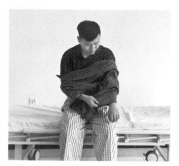

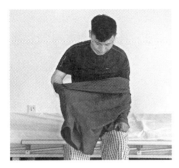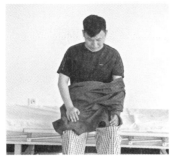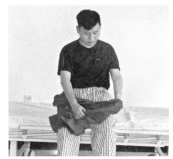

图 1-4-6 脱套头衫

2.对于患侧上肢可以主动抬至胸部水平，但其手指没有抓放活动的偏侧肢体功能障碍的被照护者，在穿脱套头衫时顺序与前一致，但患肢的参与程度有所增加。

（1）穿套头衫（图 1-4-7）

步骤 1：被照护者坐直，患侧上肢支撑于床边或椅子边，脚下有稳定的支撑，屈髋屈膝 90°，准备穿衣服。

步骤 2：衣服后侧朝上放置于大腿，领子朝向远端。

步骤 3：被照护者躯干向前倾，患侧上肢主动屈肩伸肘，将袖子卷起来套进患侧上肢，拉至肩膀处。

步骤 4：躯干保持继续向前倾，健手拉住领口套入头。

步骤 5：将健侧上肢穿进袖口。

步骤 6：坐直，整理衣服，将衣服拉拽至腰间。

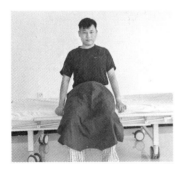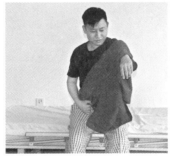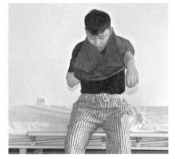

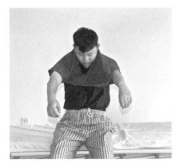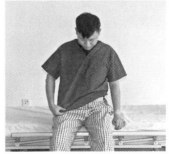

图 1-4-7 穿套头衫

（2）脱套头衫（图1-4-8）

步骤1：被照护者坐直，患侧上肢支撑于床边或椅子边，脚下有稳定的支撑，屈髋屈膝90°，准备脱衣服。

步骤2：躯干向前倾，健手抓住领口后侧。

步骤3：将衣服向上拽起，使头从领口褪出来。

步骤4：患侧上肢主动屈肩伸肘，健手将患侧袖子褪至手腕处。

步骤5：患手固定住衣服，健侧上肢将健侧袖子褪下来。

步骤6：最后患侧上肢抬起，健手将患侧袖子完全褪下。

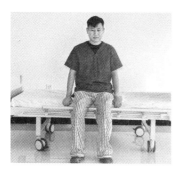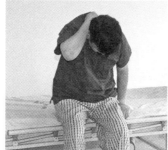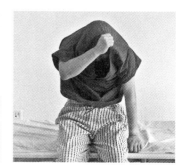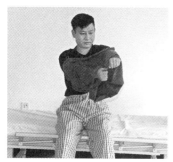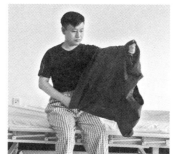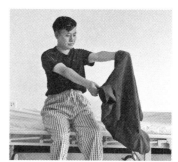

图1-4-8　脱套头衫

3. 对于患侧上肢各关节可以独立并协调地活动，但其手指活动欠灵活，或对于复杂任务仍有不足的偏侧肢体功能障碍的被照护者，其穿脱套头衫的顺序与前一致，但患肢的参与程度进一步增加。

（1）穿套头衫（图1-4-9）

步骤1：被照护者坐直，患侧上肢支撑于床边或椅子边，脚下有稳定的支撑，屈髋屈膝90°，准备穿衣服。

步骤2：衣服后侧朝上放置于大腿，领子朝向远端。

步骤3：被照护者躯干向前倾，患侧上肢主动屈肩伸肘，将袖子套进患侧上肢至肩膀处。

步骤4：躯干保持继续向前倾，健手拉住领口套入头。

步骤 5：健侧上肢穿进袖口，此时患手帮忙抓住衣角固定。

步骤 6：坐直，双手将衣服拉拽至腰间，整理衣服。

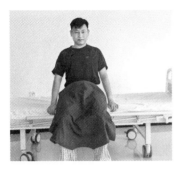
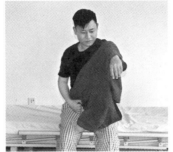
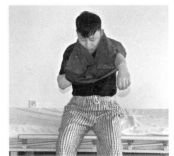
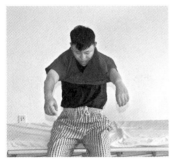
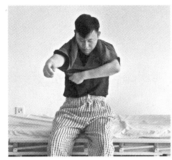
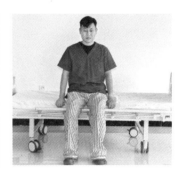

图 1-4-9　穿套头衫

（2）脱套头衫（图 1-4-10）

步骤 1：被照护者坐直，患侧上肢支撑于床边或椅子边，脚下有稳定的支撑，屈髋屈膝 90°，准备脱衣服。

步骤 2：躯干向前倾，健手抓住领口后侧。

步骤 3：将衣服向上拽起，使头从领口褪出来。

步骤 4：患侧上肢主动屈肩伸肘，健手将患侧袖子褪下。

步骤 5：患手将健侧袖子褪下。

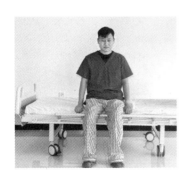
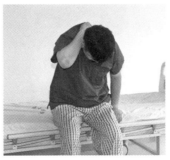
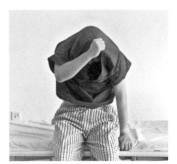

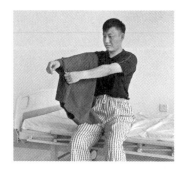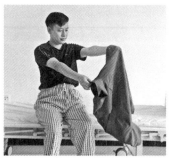

图 1-4-10　脱套头衫

注意事项：以上穿套头衫的方法要求被照护者有一定的坐位平衡和坐位保持能力，要求其有一定的腰腹力量，若以上能力不足，照护师可坐于其患侧，帮助其维持坐位平衡和躯干前倾。

（二）穿脱衬衫（带纽扣）

1. 对于上肢截瘫或者中风后患侧上肢严重功能障碍的被照护者，其患侧上肢尚未有任何活动或仅能抬至腹前。

（1）穿衬衫（图 1-4-11）

步骤 1：被照护者坐直，患侧上肢支撑于床边或椅子边，脚下有稳定的支撑，屈髋屈膝 90°，准备穿衣服。

步骤 2：衣服内面朝上放置于大腿，领子朝向远端。

步骤 3：健手将袖子卷起来，套入患肢，再将袖子拉至患侧肩膀。

步骤 4：健手绕到头后，从领口处拽住衣服。

步骤 5：健手顺着领口滑向健侧袖子上端。

步骤 6：健手穿进袖子，并穿至肩膀处。

步骤 7：健手单手系纽扣，可借用系扣器单手系扣。

步骤 8：坐直，整理衣服各部分，将衣服拉拽至腰间。

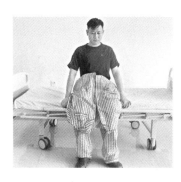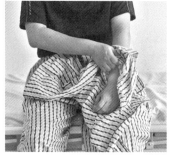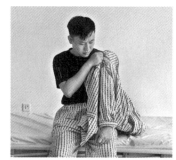

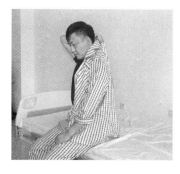 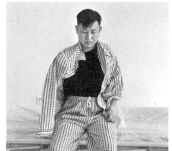 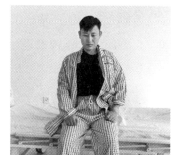

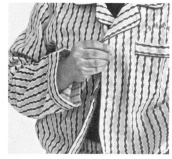 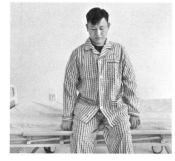 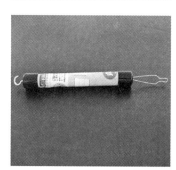

图 1-4-11　穿衬衫及系扣器

（2）脱衬衫（图 1-4-12）

步骤 1：被照护者坐直，患肢支撑于床边或椅子边，脚下有稳定的支撑，屈髋屈膝 90°，准备脱衣服。

步骤 2：健手解开所有扣子。

步骤 3：健手拉住患侧领子，将患侧袖子褪至肩膀以下。

步骤 4：健手将健侧袖子完全褪下。

步骤 5：健手绕到头后将衣服从背后褪下，并褪下患侧袖子。

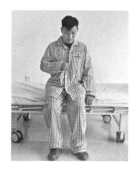 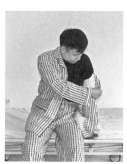 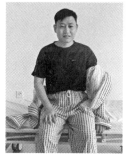 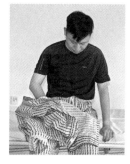

图 1-4-12　脱衬衫

2. 对于患侧上肢可以主动抬至胸部水平，但其手指没有抓放活动的偏侧肢体功能障碍的被照护者，在穿脱衬衫时顺序与前一致，但患肢的参与程度有所增加。

（1）穿衬衫（图1-4-13）

步骤1：被照护者坐直，患肢支撑于床边或椅子边，脚下有稳定的支撑，屈髋屈膝90°，准备穿衣服。

步骤2：衣服内面朝上放置于大腿，领子朝向远端。

步骤3：患侧上肢主动屈肩伸肘，健侧手将袖子卷起来套进患肢，再将袖子拉至患侧肩膀。

步骤4：健手绕到头后，从领口处拽住衣服。

步骤5：健手顺着领口滑向健侧袖子上端。

步骤6：健手穿进袖子，并穿至肩膀处，此时患肢压住衣服，帮忙稳定衣服。

步骤7：健手单手系纽扣，此时患肢压住扣子、扣眼附近的衣服，帮忙稳定衣服。

步骤8：坐直，整理衣服各部分，将衣服拉拽至腰间，此时患侧上肢压住衣服，帮忙稳定衣服。

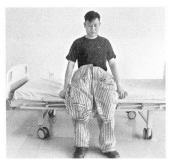
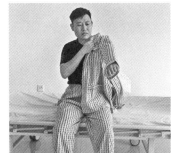
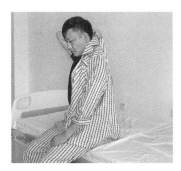
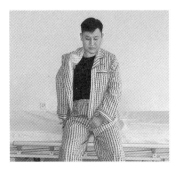
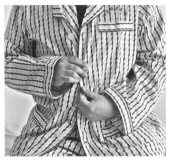
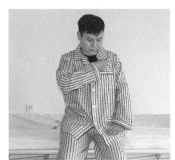

图1-4-13　穿衬衫

（2）脱衬衫（图1-4-14）

步骤1：被照护者坐直，患肢支撑于床边或椅子边，脚下有稳定的支撑，屈髋屈膝90°，准备脱衣服。

步骤2：健手解开所有扣子，此时患侧上肢压住扣子、扣眼附近的衣服，帮忙稳定衣服。

步骤3：健手拉住患侧领子，将患侧袖子褪至肩膀以下。

步骤4：健手将健侧袖子完全褪下。

步骤5：健手绕到头后将衣服从背后褪下，患肢主动屈肩伸肘，褪下患侧上肢袖子。

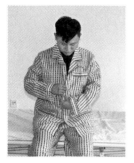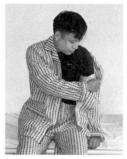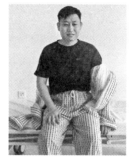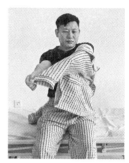

图1-4-14 脱衬衫

3. 对于患侧上肢各关节可以独立并协调地活动，但其手指活动欠灵活，或对于复杂任务仍有不足的偏侧肢体功能障碍的被照护者，其穿脱衬衫的顺序与前一致，但患肢的参与程度进一步增加。

（1）穿衬衫（图1-4-15）

步骤1：被照护者坐直，患肢支撑于床边或椅子边，脚下有稳定的支撑，屈髋屈膝90°，准备穿衣服。

步骤2：衣服内面朝上放置于大腿，领子朝向远端。

步骤3：患侧上肢主动屈肩伸肘，健手协助将袖子套进患肢，患手将袖子拉至患侧肩膀。

步骤4：健手绕到头后，从领口处拽住衣服。

步骤5：健手顺着领口滑向健侧袖子上端。

步骤6：健手穿进袖子，并穿至肩膀处，此时患肢抓住健侧开衫前部，帮忙稳定衣服。

步骤7：健手单手系纽扣，此时患手固定扣眼附近的衣服，帮忙稳定衣服；若患手协调性良好，可双手配合系扣子，患手三指捏住并稳定纽扣，健手捏住扣眼附近，患手大拇指将扣子压进扣眼，健手的大拇指和食指接住穿出的扣子，使之穿过扣眼。

步骤8：坐直，双手整理衣服各部分。

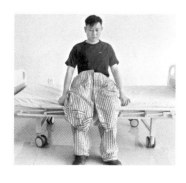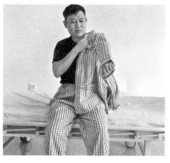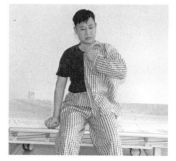

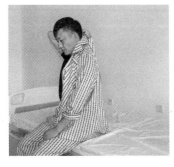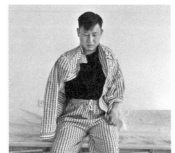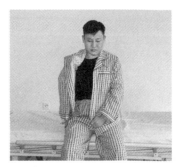

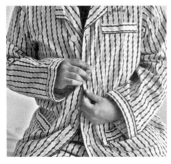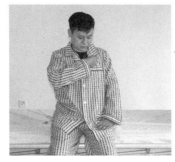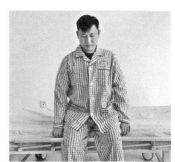

图 1-4-15　穿衬衫

（2）脱衬衫（图 1-4-16）

步骤 1：被照护者坐直，患肢支撑于床边或椅子边，脚下有稳定的支撑，屈髋屈膝90°，准备脱衣服。

步骤 2：解扣子，健手固定扣眼附近，患手大拇指和食指相对捏住纽扣，将其翻至与扣眼平行，用食指将纽扣从扣眼压出。

步骤 3：健手拉住患侧领子，将患侧袖子褪至肩膀以下。

步骤 4：患手将健侧袖子完全褪下。

步骤 5：健手绕到头后将衣服从背后褪下，患肢主动屈肩伸肘，褪下患侧袖子。

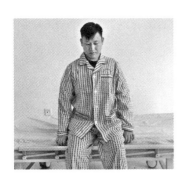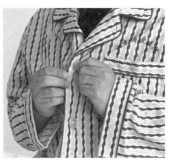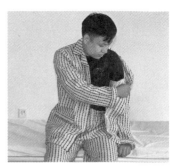

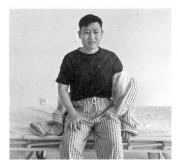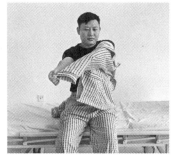

图 1-4-16 脱衬衫

（三）穿脱裤子

对于上肢截瘫或者中风后患侧上肢严重功能障碍的被照护者，其患肢尚未有任何活动或仅能抬至腹前。该方法也适用于穿内裤及连裤袜。

1. 穿裤子（图 1-4-17）

步骤 1：坐位。如果是坐在轮椅上，则应锁定手刹，并抬起脚踏板和 / 或将脚踏板转向外侧，将患侧下肢移向身体中线以保持平衡。

步骤 2：抓住患侧的脚踝或小腿，将其抬起并放在健侧大腿上，或者用双手抱住患侧下肢的膝盖，将其抬起并放在健侧腿上。

步骤 3：将裤子穿到患侧腿上，但不要超过膝盖。

步骤 4：分开双腿。

步骤 5：将健侧下肢穿进另一条裤腿里。

步骤 6：保持坐姿。将裤子拉到膝盖以上，尽可能地拉高。

步骤 7：为了防止裤子在站立时掉落，将患侧的手放入裤袋或将拇指放入腰带环，或者使用裤夹将裤子固定到衬衫上，防止裤子滑下来。此外，也可以直接穿带弹性腰带的裤子，这种裤子一般不会在站立时滑下去。

步骤 8：站起来，将裤子向上拉过臀部，然后系上纽扣，拉上拉链。平衡不良的人可以在坐姿时通过左右移动将裤子拉过臀部，最后扣上扣子、拉上拉链。

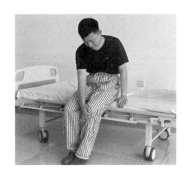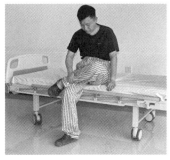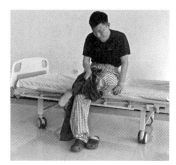

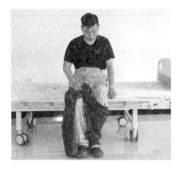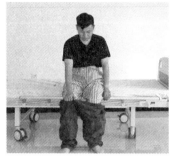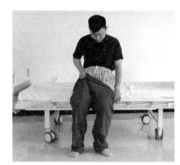

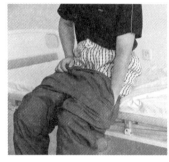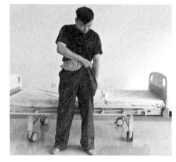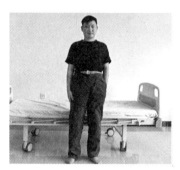

图 1-4-17　穿裤子

2. 脱裤子（图 1-4-18）

步骤 1：保持坐位，解开裤子。

步骤 2：站起来，让裤子自然下坠至膝盖以下。如果穿着带弹性腰带的裤子，被照护者要自行向下拽裤子。

步骤 3：坐下来，将健侧下肢的裤腿褪下来。

步骤 4：将患侧腿交叉搭在健侧腿上。

步骤 5：从患侧腿上褪下裤子。

步骤 6：分开两条腿。

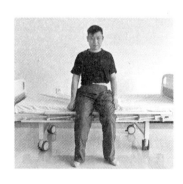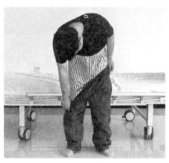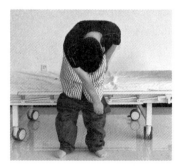

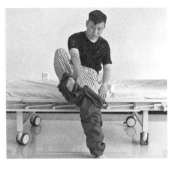
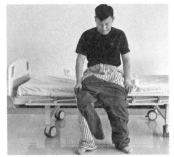
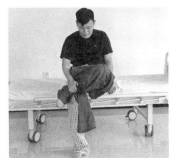
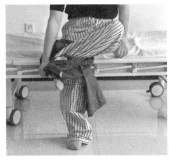
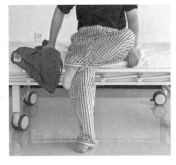
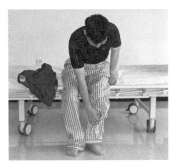

图 1-4-18 脱裤子

平衡障碍的被照护者应使用以下方法（图 1-4-19）。

步骤 1：将轮椅或椅子靠墙放置并固定好。

步骤 2：坐在轮椅或者椅子上，解开裤子。

步骤 3：将重心从臀部的一侧移到另一侧，健侧上肢尽可能将裤子拉至臀部以下。

步骤 4：褪下健侧下肢的裤子。

步骤 5：将患侧腿交叉搭在健侧腿上。

步骤 6：褪下患侧腿的裤子。

步骤 7：把患侧腿拿下来。

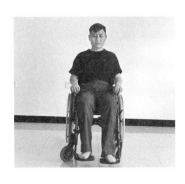
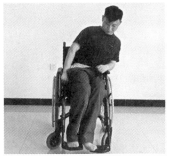
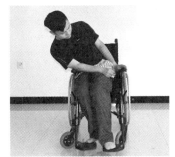

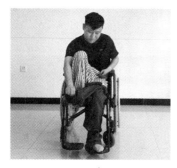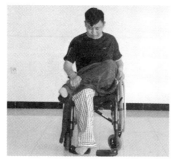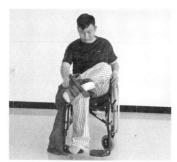

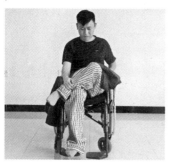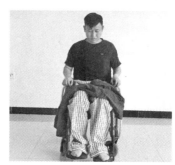

图 1-4-19　脱裤子

（四）穿脱胸罩

步骤1：健手可以将胸罩的一端塞进患侧内裤的松紧带中，或者放在患手的下边。

步骤2：然后将胸罩从患侧的后端绕到健侧腰前，如果无法单手扣上搭扣，可以将扣子改成魔术贴。

步骤3：将胸罩搭扣扣在一起。

步骤4：健手将胸罩转正。

步骤5：健手将患侧上肢的肩带拉上来。

步骤6：健侧上肢自行穿过肩带。

步骤7：最后调整胸罩的位置。

（五）穿脱袜子

1. 穿袜子（图 1-4-20）

步骤1：将患腿交叉放在健侧大腿上。如果被照护者柔韧性足够好，可以将患腿的脚踝交叉放在健侧大腿上，这样可以更容易够到脚。

步骤2：将拇指和食指插入袜子顶部并展开手指，使袜口敞开。

步骤3：将脚趾滑入袜口。

步骤4：将袜子拉到位，并抚平褶皱。

步骤5：将患腿拿下来。

步骤6：健侧脚穿袜子也是以上同样的步骤。

注意事项：不能交叉双腿的人可以在坐位下把脚后跟放在前方的小凳子上，然后穿袜子。可以选用袜口加宽的袜子，更易于单手穿袜。

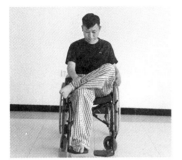
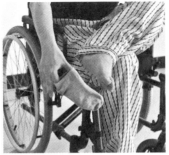
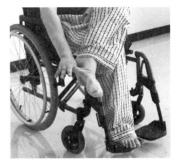
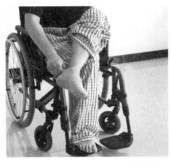
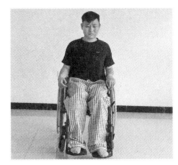

图 1-4-20 穿袜子

2. 脱袜子　腿的放置与穿袜子时相同，用健手褪下袜子。

（六）穿脱鞋

1. 穿鞋（图 1-4-21）

步骤 1：将患腿交叉放在健侧大腿上。如果被照护者柔韧性足够好，可以将患腿的脚踝交叉放在健侧大腿上，这样可以更容易够到脚。

步骤 2：给患侧脚穿鞋。

步骤 3：将患腿拿下来。

步骤 4：把健侧脚踝交叉放在患侧大腿上。

步骤 5：给健侧脚穿鞋。

步骤 6：将健侧腿放下来。

2. 脱鞋　腿的放置与穿鞋时相同。

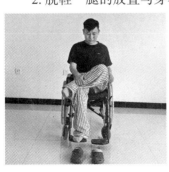
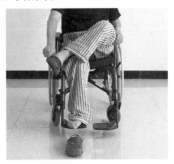
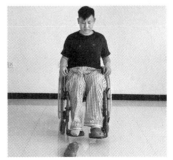

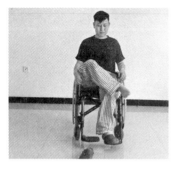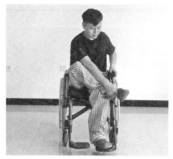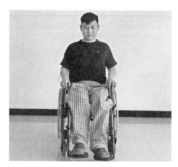

图 1-4-21　穿鞋

注意事项：不能交叉双腿的人可以在坐位下把脚后跟放在前方的小凳子上，然后穿脱鞋。

（七）系鞋带

单手系鞋带需要良好的灵活性和正常的感知觉。建议被照护者直接穿有松紧带的鞋，或学习简单有效的单手系鞋带的方式。在健手单手操作系鞋带时，患手可以放在鞋面上进行固定（图 1-4-22）。

步骤 1：取一条比正常鞋带稍短的鞋带，并在一头打结。

步骤 2：用未打结的一头从最左上方的鞋孔穿入，并拉至打结处。

步骤 3：采用"之"字形将鞋带穿至最后一个孔。

步骤 4：松散的一头可以绕在鞋带下方打个结，也可以塞进鞋带下面以防松开。

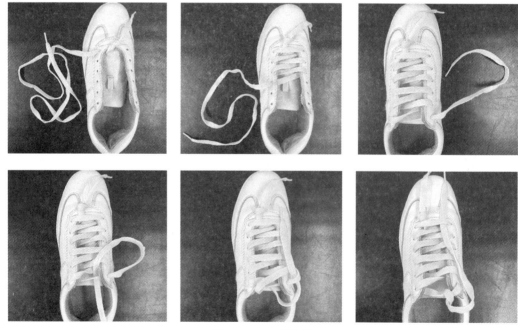

图 1-4-22　系鞋带

五、如厕

（一）床上如厕

对于无法维持静态坐位平衡、站立位平衡及下肢肌力较差的被照护者可以采用床上如厕的方式。

1. 使用小便器

步骤 1：被照护者仰卧于床上，调整床的角度，将床的上半部分调整至 60° 或 90°，或者翻身至患侧卧位。

步骤 2：被照护者健手手持小便器，进行小便。

步骤 3：完成小便后，用湿巾及纸巾擦拭干净。

步骤 4：恢复平躺姿势。

2. 使用便盆

步骤 1：被照护者平躺在床上，屈髋屈膝，将臀部抬起。

步骤 2：将裤子拉到臀部以下。

步骤 3：将便盆放置于臀部下方，完成排便。

步骤 4：用湿巾及纸巾进行擦拭。

步骤 5：清理后向上拉好裤子。

步骤 6：恢复平躺姿势。

（二）床边如厕

对于坐位平衡、站立位平衡、坐站转移能力良好，但缺乏步行能力的被照护者可以使用床旁式坐便器在床边如厕。

步骤 1：被照护者从床上坐起，坐在床边。

步骤 2：将坐便器放在靠近患侧的位置。

步骤 3：用健手打开坐便器的盖子。

步骤 4：站起来，用健手解开裤子。

步骤 5：以健侧下肢为轴转动身体，使臀部正对便器坐下。

步骤 6：躯干前倾，使用湿巾和纸巾进行擦拭。

步骤 7：健手将裤子尽可能往上拉，然后站起来，站起来的同时健手拉住裤腰防止其下滑，将裤子穿好，此时患手可以压住裤腰，固定裤子。

步骤 8：以健侧下肢为轴转动身体，坐在床边。

（三）使用轮椅如厕

步骤 1：被照护者坐在轮椅上，从健侧靠近坐便器，调整轮椅与坐便器之间的角度至 30°~45°，拉起手刹，将踏板转向外侧。

步骤 2：健手打开坐便器的盖子，健手扶住扶手，如果无扶手，可扶在坐便器圈的远侧。

步骤3：身体重心前移，站起。

步骤4：健手将裤子解开，将内裤拉低至膝盖高度，患手固定裤腰或将患手放置于裤兜里，防止裤子受重力作用下坠。穿裙子的女性可以将患侧的裙子撩起，夹在身体和患侧上肢之间，然后把内裤拉低至膝盖高度。

步骤5：健手握住坐便器远侧扶手，如果没有扶手，则扶住坐便器。

步骤6：以健侧下肢为轴转动身体，使臀部正对坐便器坐下。

步骤7：健手使用湿巾和纸巾进行擦拭。

步骤8：站起，穿好内裤和裤子。

步骤9：转身按按钮冲坐便器。

步骤10：健手握住轮椅远侧扶手。

步骤11：以健侧下肢为轴转动身体，使臀部正对轮椅坐下。

注意事项：

（1）厕所的地面应保持平坦、干燥。

（2）被照护者家属或照护师可以给予协助与保护。

（3）可以在厕所旁边的墙上安装抓杆和／或框架，帮助被照护者转移和保持站立平衡。

（4）湿巾和纸巾应放置在被照护者健侧易于够到的地方。

（5）对于站立位下转身困难无法按冲坐便器按钮的被照护者，可以为之安装自动感应的坐便器盖。

（6）如厕前后，应洗手及进行相关消毒。

六、转移

（一）向床侧边移动（图 1-4-23）

步骤1：桥式

（1）仰卧位，双上肢放于身体两侧。

（2）屈髋屈膝，双脚踩在床面上。

（3）双脚踩住床面，髋关节伸展，臀部和腰部离开床面。

步骤2：骨盆移向移动方向。

步骤3：使用手、肘将上半身推向移动方向。

步骤4：双下肢移动至移动方向，使身体处于一条直线。

步骤5：将臀部和腰部放回床面，休息片刻。

步骤6：继续重复步骤1～5，直到移动至目标位置。

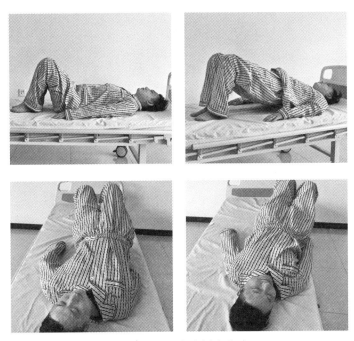

图 1-4-23　向床侧边移动

（二）翻身

1. 向健侧翻身（图 1-4-24）

步骤 1：仰卧位，健侧腿插入患侧腿下方。

步骤 2：双手插握，患手拇指在上（Bobath 握手），伸展双侧上肢，与床面垂直。

步骤 3：左右摆动双侧上肢，逐步增加摆动幅度。

步骤 4：双侧上肢摆动至健侧时，躯干顺势用力将身体翻向健侧，同时健侧下肢带动患侧下肢，双侧下肢转向健侧。

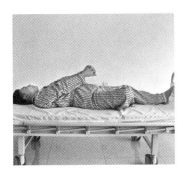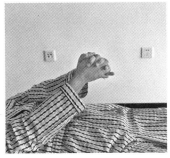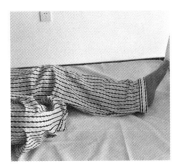

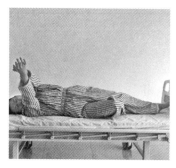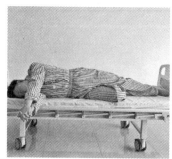

图 1-4-24　向健侧翻身

2.向患侧翻身

步骤 1：仰卧位，健侧腿屈髋屈膝，脚踩于床面。

步骤 2：双手插握，患手拇指在上（Bobath 握手），伸展双侧上肢，与床面垂直。

步骤 3：左右摆动双侧上肢，逐步增加摆动幅度。

步骤 4：双侧上肢摆动至患侧时，躯干顺势用力将身体翻向患侧，同时健侧脚踩床面，向健侧用力，将双侧下肢转向患侧。

（三）由仰卧位转为坐位（图 1-4-25）

步骤 1：按上述方法向患侧翻身。

步骤 2：用健侧下肢带动患侧下肢，将患腿移动至床沿下。

步骤 3：头上抬，躯干健侧腰部用力，用患侧上肢肘部和前臂支撑，使躯干向健侧侧屈，上半身离开床面，健侧上肢可以同时于身前直臂支撑，辅助坐起。

步骤 4：健侧下肢带动患侧下肢，将双腿放好，双脚支撑于地面。

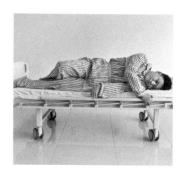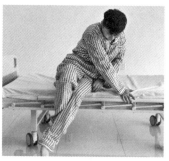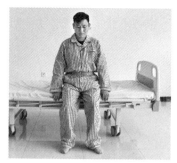

图 1-4-25　由仰卧位转为坐位

（四）由床到轮椅 / 椅子

步骤 1：被照护者坐在床边，双脚平放在地面上。

步骤 2：轮椅或椅子放置于被照护者健侧，与床成 30°～45° 角，拉住刹车，卸下或移开近床的扶手，向外侧旋转同侧的脚踏板。

步骤3：被照护者用健侧下肢支撑，患侧下肢稍置于健侧足后方。

步骤4：健手扶住轮椅或椅子远侧的扶手。

步骤5：躯干向前微倾，健手和健侧腿用力支撑，抬起臀部，以健侧下肢为轴转动身体，使臀部正对轮椅或椅子后慢慢坐下。

步骤6：调整身体姿势，放下患侧的脚踏板及扶手。

（五）由轮椅／椅子到床

步骤1：被照护者坐在轮椅或椅子上，健侧靠近床，轮椅或椅子与床成30°～45° 角，拉住刹车，卸下或移开近床的扶手，向外侧旋转同侧的脚踏板。

步骤2：被照护者用健侧下肢支撑，患侧下肢稍置于健侧足后方。

步骤3：健手扶于床沿。

步骤4：躯干向前微倾，健手和健侧腿用力支撑，抬起臀部，以健侧下肢为轴转动身体，使臀部正对床后慢慢坐下。

步骤5：调整患侧下肢姿势，保持良好坐姿。

（六）轮椅到淋浴椅的转移

步骤1：被照护者坐在轮椅上，健侧靠近淋浴椅，轮椅与淋浴椅成30°～45° 角，拉住刹车，卸下或移开近淋浴椅的扶手，向外侧旋转同侧的脚踏板。

步骤2：被照护者用健侧下肢支撑，患侧下肢稍置于健侧足后方。

步骤3：健手扶于淋浴椅远侧的扶手或座位上。

步骤4：躯干向前微倾，健手和健侧腿用力支撑，抬起臀部，以健侧下肢为轴转动身体，使臀部正对淋浴椅后慢慢坐下。

步骤5：调整患侧下肢姿势，保持良好坐姿。

七、移动

（一）操作轮椅

1. 健侧上肢、下肢操作 患侧脚置于脚踏板上，健侧脚着地，健手操作健侧的手轮圈，手脚并用控制方向。前进时，健侧脚向后蹬；后退时，健侧伸腿向前蹬，驱动轮椅后退。

2. 健手操作 使用单手操作型轮椅，该种轮椅健侧有两个手轮圈，分别与两个大轮相连接，使用单手操作两个手轮圈，分别活动左右车轮，实现前进、后退、转弯等活动。

（二）步行

对于上肢截瘫及下肢功能良好的偏侧肢体功能障碍被照护者，可以采用平时惯用的方式步行。三点步行的方式稳定性较好，但步行速度较慢，多用于步行训练早期。两点步行的方式步行速度快，适合肢体功能障碍轻微、平衡功能好的被照护者。

1. 三点步行

步骤 1：健手握手杖。

步骤 2：向前伸出手杖。

步骤 3：迈患侧足。

步骤 4：迈健侧足。

2. 两点步行

步骤 1：健手握手杖。

步骤 2：同时伸出手杖和迈患侧足。

步骤 3：迈健侧足。

八、上、下楼梯

对于上肢截瘫及下肢功能良好的偏侧肢体功能障碍被照护者，可以采用平时惯用的方式上、下楼梯。被照护者在上、下楼梯初期可以每两步上或下同一个台阶，逐步过渡到双侧下肢交替上下台阶，即一步上或下一个台阶。

1. 上楼梯

步骤 1：健手扶住扶手。

步骤 2：向上迈健侧下肢。

步骤 3：向上迈患侧下肢。

2. 下楼梯

步骤 1：健手扶住扶手。

步骤 2：向下迈患侧下肢。

步骤 3：向下迈健侧下肢。

第二节　肌力和耐力低下被照护者的 ADL 训练

关于肌力和耐力低下被照护者的 ADL 训练技术和辅助设备很多，本节第一部分重点描述四肢肌力低下被照护者的 ADL 训练技术和辅助设备，如果被照护者下肢瘫痪，但上肢正常，那么许多 ADL 训练技术和辅助设备不需要学习和使用。如果被照护者肌力低下严重，则需要参照本节第一部分选取合适的 ADL 训练技术和辅助设备，或者需要一名照护师来照护其日常生活活动。本节第二部分重点描述耐力低下被照护者的 ADL 训练技术和辅助设备。很多疾病或多或少会导致被照护者的耐力下降，例如，心脏病、肺部疾病、多发性硬化、类风湿性关节炎等。对于耐力低下的被照护者，需要通过减少 ADL 任务的常规能量需求，以及选用辅助设备降低被照护者的能量消耗，最大限度地提高其日常生活活动能力。需要注意的是，当心脏病被照护者出现心绞痛或呼吸急促时，应停止活动。在 ADL 训练初始，肺部疾病被照护者需要佩戴脉搏血氧饱和度仪监测血氧饱和度，降低医疗风险。除了本节第二部分描述的方法以外，耐力低下的被照护者也可以从本节第一部分和第三节中选取适合自己的 ADL 训练方式和辅助手段。

一、肌力低下被照护者的 ADL 训练

（一）进食

1. 万能袖带　对于手部无法抓握，前臂旋前、旋后力量差，但肩部和肘部肌肉力量良好的被照护者，可以使用万能袖带（图 1-4-26）进食。万能袖带下方有插口，可以将勺子、叉子等餐具的把手插进去。

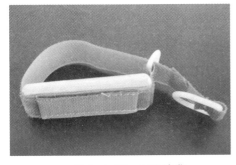

图 1-4-26　万能袖带

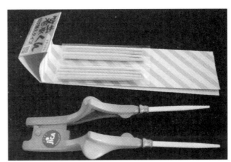

图 1-4-27　助食筷

2. 助食筷　对于患侧上肢各关节可以独立并协调地活动，但其手指伸展力量差的被照护者，可使用助食筷（图 1-4-27）。

3. 轻型加粗泡沫　如果被照护者握力较差，无法完全握住勺子等器具，可以使用轻型加粗泡沫手柄餐具进食（图 1-4-28）。

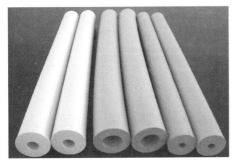

图 1-4-28　轻型加粗泡沫

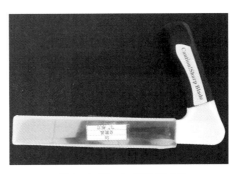

图 1-4-29　L 型摇臂刀具

4. L 型摇臂刀具　对于手部握力差，肩部和肘部肌肉力量良好的被照护者，可以使用 L 型摇臂刀具切割食物（图 1-4-29）。

5. 开瓶器　对于手部和腕部力量差，肩部和肘部肌肉力量良好的被照护者，可以借助开瓶器打开水杯瓶盖（图 1-4-30）。

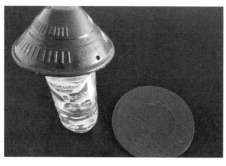
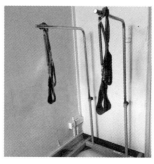

图 1-4-30　开瓶器　　　　　　　　图 1-4-31　手臂支撑吊索

6. 有 D 型把手的杯子　对于手部握力差，肩部和肘部肌肉力量良好的被照护者，可以使用有 D 型把手的杯子。

7. 带长吸管的杯子　对于上肢肌肉力量差的被照护者，也可以使用带有长吸管的杯子饮水，减少上肢用力。

8. 手臂支撑吊索　对于上肢肩关节力量差，肘关节屈曲伸展肌力分级为 3 级及以上的被照护者，可以使用手臂支撑吊索自己进食（图 1-4-31）。

9. 升降桌　对于上肢肩关节力量差，肘关节屈曲伸展肌力分级为 3 级及以上的被照护者，可以将升降桌调整到腋下高度，给予上肢良好支撑，被照护者利用肘关节的屈伸将食物送至嘴边。

10. 前臂支撑进食　对于上肢力量差的被照护者，可以将前臂支撑在桌面上进食。需要注意的是，为了避免前臂支撑在桌面上引起疼痛，在前臂下方要垫上毛巾。

11. 电动喂食器　对于缺乏上肢主动运动的被照护者，可以使用电动喂食器进食。被照护者通过手指、脚或头的运动来操作电动喂食器，控制菜的位置和进食指令。

（二）洗澡

对于肌力低下的被照护者，其在洗澡转移和穿脱衣服时可能出现稳定和平衡障碍。以下是应对这些障碍的日常生活能力技术和辅助手段。

1. 浴缸座椅　浴缸座椅有四条腿，两条在浴缸内，两条在浴缸外，具有良好的稳定性。被照护者可以使用浴缸座椅从轮椅转移到浴缸。

2. 淋浴椅　在家使用步入式淋浴的方式进行洗澡的被照护者，可以使用淋浴椅或坐便椅坐着洗澡，坐便椅也可以用于如厕。

3. 有杠杆手柄的水龙头　对于腕部力量、握力差的被照护者，不应使用旋转式水龙头，应使用有杠杆手柄的水龙头。

4. 搓澡手套　对于抓握能力差的被照护者，可以将搓澡手套戴在手上搓澡。

5. 带扣环的长条搓澡巾　对于握力、手指捏力差及上肢力量差的被照护者，可以将患手拇指钩进扣环里，双上肢拉动搓澡巾搓澡。

6. 壁挂式自动感应分配器　对于上肢肌肉力量和控制能力差的被照护者，可以使用壁挂式自动感应分配器，被照护者伸出手即可感应，可用于沐浴露、皂液、洗发露和护发素等。

注意事项：

（1）为预防压疮，可以使用带有软垫的浴缸座椅和淋浴椅。

（2）浴缸下方和淋浴间地面应铺设防滑材料。

（3）调节水温时应先打开冷水，然后再加入热水。

（三）修饰

1. 万能袖带　对于手部无法抓握，前臂旋前、旋后力量差，但肩部和肘部肌肉力量良好的被照护者，可以通过万能袖带使用梳子、牙刷等。万能袖带下方有插口，可以将梳子、牙刷等洗漱用具的把手插进去。

2. 涂抹摩擦材料　对于握力较差的被照护者，可以在器具或工具上涂抹摩擦材料，减少所需的握力。

3. 牙膏挤压器　对于手指捏力较差，握力及肘关节、肩关节肌肉力量和运动控制良好的被照护者，可以使用牙膏挤压器涂抹牙膏。

4. 修剪指甲　对于手指捏力、握力较差，肘关节和肩关节肌肉力量及运动控制良好的被照护者，可以使用加长手柄的指甲钳修剪指甲。

（四）穿衣

1. 穿脱衬衫　对于手部握力和手指捏力差，肩部、肘部和腕部力量良好的被照护者，可以采用以下方式穿脱衬衫。

（1）穿衬衫（图1-4-32）

步骤1：被照护者坐在轮椅或床上，衬衫的品牌标签朝下，衣领放于膝盖上方。

步骤2：被照护者将手臂放在衬衫下面，伸进袖子，并将其推到肘部上方。

步骤3：被照护者手腕伸展，使用拇指钩住衬衫领口后面，将衬衫举过头顶。

步骤4：被照护者肩向外展，肘关节伸直，将衬衫肩部穿好。

步骤5：被照护者躯干前倾，一只手伸向背后，握住衬衫将其拉下。

步骤6：使用系扣器系好扣子。

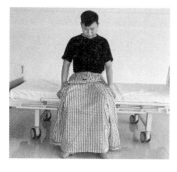 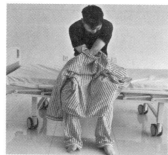 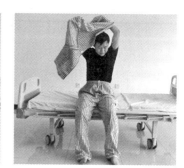

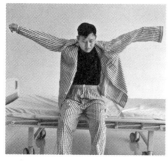 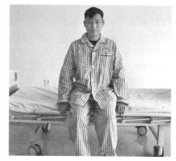 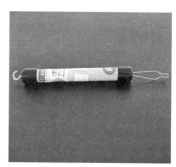

图 1-4-32　穿衬衫、系扣器

（2）脱衬衫（图 1-4-33）

步骤1：使用系扣器将扣子解开。

步骤2：被照护者一侧腕关节伸展，将对侧肩部的衣服褪下，另一侧肩部衣服使用同种方法褪下。

步骤3：被照护者双侧肩膀交替抬高和压低，使衬衫借助重力落至肘部。

步骤4：被照护者一只手手腕伸展，使用拇指钩住袖子，将一侧袖子褪下，另一侧袖子使用同种方法褪下。

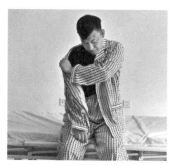 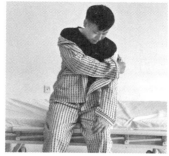 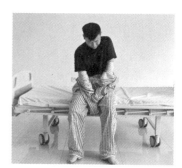

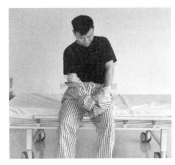
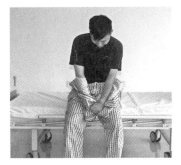

图 1-4-33　脱衬衫

2.穿脱裤子　对于手部握力和手指捏力差，肩部、肘部和下肢肌肉力量良好的被照护者，可以采用以下方式穿裤子（图 1-4-34）。脱裤子过程与穿裤子步骤相反。

步骤 1：被照护者坐在床上，背部靠在床头或靠在墙上。裤子正面朝上，裤腰在上方。

步骤 2：被照护者一侧上肢通过钩住对侧膝盖下方把腿抬起，并将脚放在裤腿中。另一只手的拇指钩住皮带环或口袋，使裤子张开。

步骤 3：使用步骤 2 同样的方式插入另一只脚。

步骤 4：拇指挂在皮带环或手腕钩住口袋，将裤腰拉过小腿和膝盖。

步骤 5：被照护者仰躺，屈髋、屈膝成桥式姿势，继续拉动皮带环或口袋，将裤腰拉到大腿以上。

步骤 6：被照护者由仰躺转为侧卧位，上方的上肢拇指钩住腰部的皮带环，将裤子拉过臀部；然后转向另一侧侧卧位，重复以上过程，将裤子穿好。

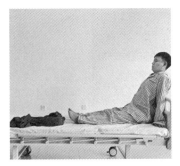
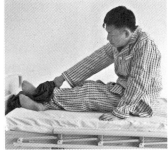
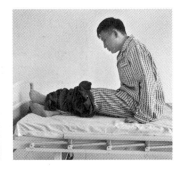
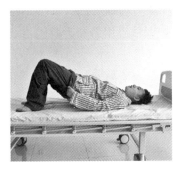
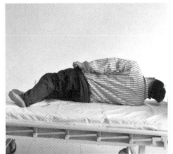
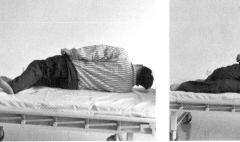

图 1-4-34　穿裤子

3. 穿脱袜子　对于手部握力和手指捏力差，肩部和肘部肌肉力量良好的被照护者，应避免穿袜口过紧的袜子，可以在袜口系一个绳子或皮革钩环，穿袜子时用拇指钩住袜子的钩环向上拉。脱袜子时，可以用晾衣架钩住袜子边缘或钩环，将袜子褪下。

4. 穿脱鞋　对于手部握力和手指捏力差，肩部、肘部和下肢肌肉力量良好的被照护者，可以穿尺寸大一号的休闲鞋。穿鞋时将腿搭在另一条腿上，用手掌托住鞋底，将鞋挂在脚上。然后脚踩在地板或轮椅的脚踏板上，主动伸膝下踩，把脚推入鞋中。脱鞋时可以使用鞋拔把鞋推开。

5. 系扣器　当被照护者握力、肩部和肘部肌肉力量良好，但手指捏力差，手指无法操作纽扣时，可以使用系扣器。被照护者一只手按住扣眼附近的衣服，另一手握住系扣器手柄，系扣器钩子穿过扣眼，钩住纽扣然后将其穿过扣眼。

6. 拉拉链　对于手部握力和手指捏力差，肩部和肘部肌肉力量良好的被照护者，可以在上衣和裤子拉链上系一个绳子或皮革钩环，拉拉链时用拇指钩住绳子或钩环向上拉，也可以使用拉链钩。

（五）如厕

肌力低下的被照护者在如厕转移和穿脱衣服时可能出现稳定性和平衡性障碍，以下是应对这些障碍的日常生活能力技术和辅助手段。

1. 安装扶手　对于核心和下肢力量较差，但上肢可以给予支撑和辅助的被照护者，可以在坐便器周围加装扶手（图 1-4-35），方便被照护者上肢支撑，帮助其维持平衡和安全转移。

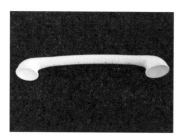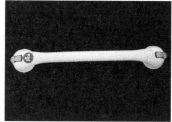

图 1-4-35　扶手

2. 马桶改装　对于核心力量和下肢力量较差的被照护者，要对马桶进行改装。例如，安装升高的马桶座或者在蹲坑上放置坐便椅/凳，减少被照护者核心用力和下肢用力及大幅度的重心转移。

3. 移动式简易坐便器　对于核心力量和下肢力量较差、转移不便的被照护者，可以使用移动式简易坐便器，将坐便器移动至床边如厕，减少被照护者从卧室到卫生间的转移。

二、耐力低下被照护者的 ADL 训练

（一）进食

应将进食所用的餐具、器具、食物、水杯等集中放置在桌面上，使被照护者容易取物，不必做弯腰、下蹲、转身等消耗大的动作，必要时可由照护师帮助准备物品。使用多功能的器具，如勺叉一体的进食餐具，可节省时间。

（二）洗澡

降低或去掉进入洗澡间、淋浴间的台阶。避免浴室温度和水温过高而增加被照护者能量消耗。坐着洗澡和穿脱衣物，可以使用浴缸座椅或淋浴椅。调整水龙头、洗澡巾、沐浴露、毛巾等的高度，使被照护者容易取物。

（三）修饰

降低或者去掉进入卫生间的台阶。调整洗漱台高度或使用可调节高度的座椅，可使被照护者坐着洗脸、刷牙等，也可用支架把脸盆支在床边，减少被照护者步行。应将修饰所用的器具，如梳子、水杯、牙刷、牙膏、毛巾等集中放置在合适的高度，使被照护者容易拿取，必要时可由照护师帮助准备物品。

（四）穿衣

应将被照护者要穿的衣服，如上衣、裤子、袜子、鞋等集中放置，使被照护者容易拿取，必要时可由照护师帮助准备物品。被照护者尽量坐位穿脱衣物。选择温暖、轻便、易穿脱的衣物，可以用开衫衣物代替套头衣物。

（五）如厕

降低或者去掉进入卫生间的台阶。使用坐便器如厕，避免使用蹲厕。

（六）移动

可以在房间、卫生间、厨房等处安装扶手，便于被照护者移动。可以借助轮椅，或用电动车等代替步行，减少能量消耗。

第三节　关节活动度受限被照护者的 ADL 训练

手部及肩部、肘部、腰部、髋部、膝关节等关节活动度受限，都可能导致被照护者日常生活活动能力下降，这类被照护者需要学习新的日常生活活动能力技术，以及

使用辅助手段实现其日常生活活动独立。除此之外，被照护者手术后，可能需要暂时遵循限制关节活动范围的原则，例如，后外侧入路的全髋关节置换术后被照护者需要遵循术后两个月内避免髋关节弯曲超过90°、髋内收超过中线及髋外旋的原则。类似预防原则会影响其日常生活活动能力，因此这类被照护者也需要学习新的日常生活活动能力技术及辅助手段。

一、进食

对于关节活动度受限的被照护者，进食最常见的问题是上肢肩、肘、腕关节活动度差，无法将食物送到嘴边，或者手指无法闭合到足以抓握餐具的程度。对此，可以使用加长加粗手柄的餐具以及万能袖带。

1. 加长手柄　对于上肢肩、肘、腕关节活动度差，无法将食物送到嘴边的被照护者，可以使用加长手柄的勺子。手柄应有一定倾斜度，使食物更容易送到嘴边。

2. 加粗手柄　对于上肢肩、肘、腕关节活动度良好，手指屈曲活动度受限，手指无法完全抓握餐具的被照护者，可以使用加粗手柄的勺子。

3. 万能袖带　对于上肢肩、肘、腕关节活动度良好，手指屈曲活动度严重受限，手指无法抓握餐具的被照护者，可以使用万能袖带进食。万能袖带下方有插口，可以将勺子、叉子等餐具的把手插进去（图1-4-36）。

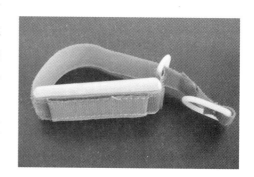

图1-4-36　万能袖带

4. 电动喂食器　对于上肢关节活动度严重受限的被照护者，可以使用电动喂食器进食。被照护者通过手指或脚或头的运动来操作电动喂食器，控制送菜的位置和进食指令。

二、修饰

对于关节活动度受限的被照护者，修饰最常见的问题与进食类似，一是上肢肩、肘、腕关节活动度差，无法将梳子、牙刷等移动至头面部；二是手指无法闭合到足以抓握修饰器具的程度。对于此类被照护者，可以使用加长或加粗手柄的修饰器具或者万能袖带。

1. 加长手柄　对于上肢肩、肘、腕关节活动度差，无法将梳子、牙刷等修饰器具移动至头面部的被照护者，可以加长修饰器具手柄。手柄应有一定的倾斜弧度。

2. 加粗手柄　对于上肢肩、肘、腕关节活动度良好，手指屈曲活动度受限，手指无法完全抓握修饰器具的被照护者，可以加粗梳子和牙刷的手柄。

3. 万能袖带　对于上肢肩、肘、腕关节活动度良好，手指屈曲活动度严重受限，手指无法抓握修饰器具的被照护者，可以使用万能袖带。万能袖带下方有插口，可以将梳子、牙刷等的把手插进去。

三、如厕

对于关节活动度受限的被照护者，如厕最常见的问题与进食类似，一是上肢肩、肘、腕关节活动度差，无法完成穿脱衣、擦拭等动作；二是手指无法抓握纸巾。对此，可以采用以下方式。

1. 穿衣杖、夹取器　对于上肢关节活动度受限、弯腰和屈髋受限的被照护者，可以使用穿衣杖或夹取器穿脱裤子（图1-4-37）。被照护者也可以选用较为宽松的裤子，更容易自动滑落和穿脱。

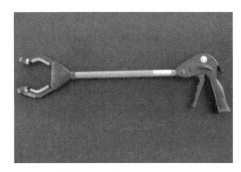

图 1-4-37　夹取器

2. 升高马桶　对于弯腰和屈髋受限的被照护者，或者是术后对被照护者的髋关节活动度有限制，例如，髋关节置换术后要求被照护者屈髋不能超过90°，这些被照护者可以使用加高的坐便器。

3. 卫生纸巾盒　对于上肢活动度和弯腰受限的被照护者，卫生纸巾盒应放置在伸手可触及的地方。

4. 擦便器　对于上肢活动度和弯腰受限，但手部抓握能力良好的被照护者，可以使用擦便器擦拭。对于上肢活动度和弯腰不受限，但手指无法抓握纸巾的被照护者，可以将纸巾裹在手上擦拭。

步骤1：取足量的卫生纸或湿纸巾裹到擦便器头部。

步骤2：将多出来的纸巾塞到凹槽中，注意不要使用过多纸巾，以免造成纸巾无法弹出。

步骤3：使用坐便器结束后，将擦便器从前方伸入，轻轻擦拭，此步骤可以重复多次，以达到清洁效果。

步骤4：使用结束后，按下擦便器顶部纸巾释放按钮，纸巾被顶出。

步骤5：当凹槽内纸巾被弹掉后，手轻轻晃动擦便器，辅助纸巾脱落。

四、入浴

1. 浴缸座椅、浴缸长凳　以下方式适用于无法跨过浴缸边缘且需要浴缸座椅转移的被照护者。

步骤1：被照护者走到浴缸一侧，转身背对浴缸座椅。

步骤2：被照护者一只手够到浴缸座椅的椅背，另一只手放在浴盆座椅的边缘。

步骤3：被照护者坐在浴缸座椅上，将双腿抬入浴缸，随之转身坐正。

2. 水龙头　手指无法抓握的被照护者，不应使用旋转式水龙头，应使用有杠杆手柄的水龙头。

3. 淋浴喷头的软管　对于抓握受限的被照护者，应将淋浴喷头的软管加粗，方便其抓握。

4. 壁挂式自动感应分配器　对于抓握能力差的被照护者，可以使用壁挂式自动感应分配器，被照护者伸出手即可感应，可用于沐浴露、皂液、洗发露和护发素等。

5. 搓澡手套　对于抓握能力差的被照护者，可以将搓澡手套戴在手上搓澡。

6. 长柄搓澡刷　对于上肢关节活动度受限的被照护者，可以使用长柄搓澡刷搓背（图1-4-38）。

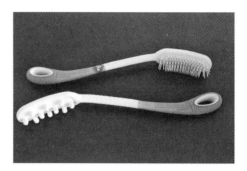

图1-4-38　长柄搓澡刷

7. 带扣环的长条搓澡巾　对于抓握能力差及上肢关节活动度受限的被照护者，可以将患手拇指钩进扣环里，双上肢拉动搓澡巾搓背。

8. 毛巾布浴袍　对于关节活动度受限的被照护者，可以用毛巾布浴袍擦干身体，被照护者将吸水性良好的浴袍披在身上即可擦干水，不用伸手擦后背和弯腰擦腿部。

五、穿脱衣物

1. 穿脱衣、裤子

（1）穿衣杖：对于上肢关节活动度受限的被照护者，可以使用穿衣杖穿脱上衣。对于下肢关节活动度受限的被照护者，可以使用穿衣杖穿脱裤子。

（2）夹取器：对于上肢关节活动度受限，但手部抓握能力良好的被照护者，可以使用夹取器穿脱上衣。对于下肢关节活动度受限，但手部抓握能力良好的被照护者，可以使用夹取器穿脱裤子。

2. 穿脱袜子

（1）穿袜子：对于上、下肢关节活动度受限，但手抓握能力良好的被照护者，可以使用穿袜器穿袜子。

步骤1：将穿袜器的托槽插入袜子底部。

步骤2：将袜口卡在穿袜器的卡扣下沿。

步骤3：双手握住绳子，将带有袜子的穿袜器放在地面上。

步骤4：被照护者将脚移入托槽中，脚尖抵达袜子尖端。

步骤 5：拉动绳子，将托槽从袜子里取出。

（2）脱袜子：对于上、下肢关节活动度受限但手抓握能力良好的被照护者，可以使用穿衣杖或夹取器脱袜子。

3. 穿脱鞋　对于上、下肢关节活动度受限，但手部抓握能力良好的被照护者，可以使用鞋拔穿鞋，使用穿衣杖脱鞋。

第四节　协调及灵活性障碍被照护者的 ADL 训练

对于协调及灵活性障碍被照护者，在日常生活活动时，尽量选择躯干稳定的姿势，如坐姿。上肢活动时要尽可能地贴近躯干以减小阻力臂从而保持稳定。另外，增加器具物体表面的摩擦力、增加器具重量或者加重袖口，都有助于减少协调障碍的不利影响，从而提高被照护者日常生活活动的独立性。

一、进食

1. 餐盘　对于协调及灵活性障碍被照护者，应增加其餐盘的稳定性，方便被照护者夹取食物，避免食物洒落。

（1）餐盘可以放置在摩擦力较大的物品表面，例如，潮湿的毛巾或防滑垫。

（2）使用餐盘围挡或防洒盘子，防止进食时食物洒到餐盘外（图 1-4-39，图 1-4-40）。

（3）增加餐盘重量保持其稳定性。

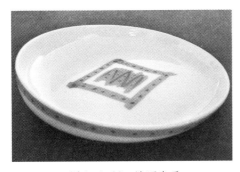
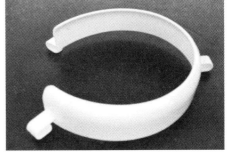

图 1-4-39　防洒盘子　　　　　　　　图 1-4-40　餐盘围挡

2. 负重袖带　在被照护者手腕上佩戴负重袖带，增强被照护者远端的稳定性。比起增加筷子、勺子等进食餐具的重量，增加袖带的重量更容易。另外，使用负重袖带就不用再单独为每件要用的餐具增重。

3. 饮水吸管　杯子固定在桌面上，被照护者移动头部至吸管处，使用长长的塑料吸管饮水，避免被照护者用手转移杯子至嘴边导致液体洒落。对于头部控制差的被照护者，也可以通过吸管固定装置将吸管固定在杯子侧面，使吸管更为稳定。

4. 改造筷子、勺子　在筷子、勺子上加涂层塑料，以保护被照护者的牙齿。

5. 穿戴围裙，避免弄脏衣物。

6. 避免锋利的器具。

二、修饰

1. 姿势　对于协调障碍的被照护者，可以将其躯干和头部靠在墙上，前臂支撑在台面或桌面上，以便更稳定地进行修饰活动，如刷牙、刮胡子。

2. 电动剃须刀　对于协调障碍的被照护者，建议使用电动剃须刀。与手动剃须刀相比，电动剃须刀更易于控制，且不易割伤皮肤。

3. 电动牙刷　对于协调障碍的被照护者，建议使用电动牙刷。与手动牙刷相比，电动牙刷更重且易保持稳定。

4. 修剪指甲　对于协调障碍的被照护者，使用指甲刀修剪指甲不太安全，建议使用指甲砂锉磨短指甲。被照护者将手指在固定在桌面上的指甲砂锉上来回移动，修理指甲。

5. 负重袖带　在被照护者手腕上佩戴负重袖带，增强被照护者远端的稳定性。比起增加牙刷、杯子等器具的重量，增加袖带的重量更容易。另外，使用负重袖带就不用再单独为每件器具增重。

三、穿衣

1. 衣物改造

（1）加大加重扣子，加大扣眼。

（2）使用缎带、皮革或链条在拉链上系一圈扣环，这样被照护者就不用捏拉链，而是可以用手指钩住扣环。

2. 穿有魔术贴的休闲鞋。

3. 胸罩　穿脱胸罩时，被照护者可以将胸罩围在腰部，在前方系扣子或解扣子。女性腰部比胸部更细，对胸罩的张力也更小，更易于被照护者系扣子或解扣子。在前方系扣子或解扣子，被照护者可以利用视觉帮助引导动作，更易于操作。

四、洗澡

由于协调障碍的被照护者保持平衡的能力较差，滑倒的可能性更大，虽然其可独立淋浴或洗澡，但必须严格遵守安全预防措施。

1.浴缸底部或淋浴间地面应使用防滑材料，浴缸外部应放置防滑垫，以减少进出浴缸时滑倒的风险。

2.应根据被照护者的需求，在浴缸周围或淋浴间设置安全扶手。

3.使用浴缸长凳或座椅进出浴缸，可以减少从浴缸底部坐起或跨入跨出浴缸的困难，降低摔倒的风险。

第五节　下肢截肢被照护者的 ADL 训练

研究表明下肢截肢被照护者的能量消耗高于正常人。因此，下肢截肢被照护者可以从第二节和第三节中选用适合自己的 ADL 方式，减少 ADL 的能量消耗。除此以外，下肢截肢被照护者 ADL 训练的重难点是假肢穿脱、穿脱裤子和上、下楼梯。

一、假肢穿脱

1.小腿假肢的穿脱

（1）穿假肢

步骤 1：被照护者保持坐位，穿上断端衬套。

步骤 2：残肢膝关节弯曲，穿上内衬套。

步骤 3：将断端插入假肢接受腔。

步骤 4：系好固定带。

（2）脱假肢

步骤 1：被照护者保持坐位，打开固定带。

步骤 2：将断端从假肢接受腔移出。

步骤 3：残肢膝关节弯曲，脱掉内衬套。

步骤 4：脱掉断端衬套。

2.大腿假肢的穿脱

（1）穿假肢

步骤 1：被照护者保持坐位，打开假肢的接受腔阀门，将滑石粉涂在残肢断端上。

步骤 2：将绸布缠在残肢断端上，再将断端插入到假肢的接受腔。

步骤 3：被照护者站起，一手压住假肢固定关节，一手向外下方拉出绸布，直至被照护者感觉断端完全接触接受腔，再将绸布完全拉出。

步骤 4：关闭并拧紧阀门。

（2）脱假肢：被照护者保持坐位，打开接受腔，取下假肢。

二、穿脱裤子

1. 单侧小腿截肢被照护者

（1）穿裤子

步骤1：根据当天所穿的衣服更换假肢的袜子和鞋子，尽量选择宽松的裤子。

步骤2：被照护者保持坐位，给健侧腿穿上裤腿至踝上方。

步骤3：再给残肢穿上裤腿，尽可能将裤腰向上拉。

步骤4：将残肢的裤腿卷到膝盖上方。

步骤5：穿戴好假肢。

步骤6：被照护者站起，将裤腰拉至腰间，整理好裤子。

（2）脱裤子

步骤1：被照护者站立位，将裤腰尽可能向下拉至大腿部。

步骤2：被照护者坐下，将残肢的裤腿卷到膝盖上方。

步骤3：脱掉假肢。

步骤4：脱掉残肢的裤子。

步骤5：脱掉健侧腿的裤子。

2. 双侧小腿截肢被照护者

（1）穿裤子

步骤1：根据当天所穿的衣服更换假肢的袜子和鞋子，尽量选择宽松的裤子。

步骤2：被照护者保持坐位，两侧残肢穿上裤腿。

步骤3：尽可能将裤腰向上拉。

步骤4：将残肢的裤腿卷到膝盖上方。

步骤5：穿戴好两侧假肢。

步骤6：被照护者站起，将裤腰拉至腰间，整理好裤子。

（2）脱裤子

步骤1：被照护者站立位，将裤腰尽可能向下拉至大腿部。

步骤2：被照护者坐下，将残肢的裤腿卷到膝盖上方。

步骤3：脱掉两侧假肢。

步骤4：脱掉两侧残肢的裤子。

3. 单侧大腿截肢被照护者

（1）穿裤子

步骤1：根据当天所穿的衣服更换假肢的袜子和鞋子，尽量选择宽松的裤子。

步骤2：被照护者保持坐位，给残肢穿上裤腿，将裤腿末端拉到残端上方。

步骤3：穿戴好假肢。

步骤4：再给健侧腿穿上裤子至踝上方，尽可能将裤腰向上拉。

步骤5：被照护者站起，将裤腰拉至腰间，整理好裤子。

（2）脱裤子

步骤1：被照护者站立位，将裤腰尽可能向下拉至大腿部。

步骤2：被照护者坐下，将残肢的裤腿卷到残端上方。

步骤3：脱掉假肢。

步骤4：脱掉残肢的裤子。

步骤5：脱掉健侧腿的裤子。

4. 双侧大腿截肢被照护者

（1）穿裤子

步骤1：根据当天所穿的衣服更换假肢的袜子和鞋子，尽量选择宽松的裤子。

步骤2：被照护者保持坐位，给两侧残肢穿上裤腿，将裤腿末端拉到残端上方。

步骤3：穿戴好两侧假肢。

步骤4：被照护者站起，将裤腰拉至腰间，整理好裤子。

（2）脱裤子

步骤1：被照护者站立位，将裤腰尽可能向下拉至大腿部。

步骤2：被照护者坐下，将残肢的裤腿卷到残端上方。

步骤3：脱掉两侧假肢。

步骤4：脱掉两侧残肢的裤子。

三、上、下楼梯

小腿截肢被照护者一般能够很容易地上、下楼梯，以下主要介绍大腿截肢被照护者上、下楼梯的方式。

1. 单侧大腿截肢被照护者

（1）上楼梯

步骤1：健侧腿向上迈一层台阶。

步骤2：健侧腿伸膝，提高身体重心，假肢轻度外展，上提到健侧腿所在的同一层台阶。

步骤3：健侧腿继续向上迈。

（2）下楼梯

步骤1：假肢轻度外展，向下迈一层台阶，脚后跟落在台阶后方，脚尖尽量不要超过台阶边缘。

步骤2：健侧腿向下迈到假肢所在的台阶。

步骤 3：假肢继续向下迈。

2. 双侧大腿截肢被照护者

（1）上楼梯

步骤 1：被照护者站在台阶前，一侧使用肘拐，一侧扶楼梯扶手。

步骤 2：将肘拐移上台阶，另一手扶扶手，身体重心转移至扶手侧，对侧假肢迈上台阶。

步骤 3：双手支撑，提高身体重心，另一侧假肢迈上同一层台阶。

（2）下楼梯

双侧大腿截肢被照护者下楼梯时采用侧向方法。

步骤 1：被照护者面向扶手，双手扶扶手站立。

步骤 2：重心移至上方假肢，下方假肢外展，迈向下一层台阶，身体重心随之下移。

步骤 3：双手沿着扶手下移。

步骤 4：上方假肢迈至同一层台阶。

第六节　其他障碍被照护者的 ADL 训练

一、感觉障碍被照护者的 ADL 训练

感觉缺失、减退或紊乱会影响被照护者 ADL 表现。由于被照护者的浅感觉（触觉、痛觉、温度觉）、深感觉（运动觉、位置觉）和复合感觉（定位觉、两点辨别觉等）中的其中一种或几种感觉出现障碍，被照护者在抓握时容易过度用力，或在与高温及尖锐物品接触时容易受伤。因此，为提高被照护者日常生活能力的独立性，应教会被照护者自我保护的安全知识，并进行环境改造。

（一）进食

为避免烫伤，使用可隔热的餐盘。物品的手柄越小，对皮肤的压力越大，因此应使用加粗手柄的勺子、叉子等。

（二）洗澡

对于温度觉障碍被照护者，为了降低烫伤风险，热水器的最高温度应设置为 49℃。对于温度觉障碍被照护者，当混合热水和冷水时，应指导被照护者先打开冷水，然后逐渐加入热水。对于触觉障碍的被照护者，搓澡时避免对感觉受损的皮肤过度用力。

对于深感觉、足底触觉障碍的被照护者，浴缸及淋浴间底部应放置防滑材料。

（三）修饰

对于温度觉障碍被照护者，为了降低烫伤风险，热水器的最高温度应设置为49℃。对于温度觉障碍被照护者，当混合热水和冷水时，应指导被照护者先打开冷水，然后逐渐加入热水。但对于下肢感觉受损的被照护者，为避免腿部接触热水管道被烫伤，应对管道进行隔热处理。物品的手柄越小，对皮肤的压力越大，因此应使用加粗手柄的牙刷、梳子等。

（四）穿衣

触觉受损的被照护者可能感觉不到衣服上可导致皮肤受损或溃疡的褶皱、接缝或带子。因此，建议采取以下措施：提前检查衣服是否平整，避免出现褶皱；选择足够宽松的衣服，避免束缚或给予皮肤过度压力。

手部触觉、实体觉受损的被照护者，系扣子等精细操作可能会受到影响。被照护者可以利用视觉代偿的方式系扣子，例如，系扣子时目光注视着扣子或在镜子面前系扣子。温度觉受损的被照护者在寒冷的天气里应穿得暖和些，以防被冻伤。

二、认知障碍被照护者的 ADL 训练

（一）记忆障碍被照护者的 ADL 训练

设置带有闹钟提醒的事项，提醒被照护者按时进食、入浴等。使用笔记本记录每天要完成的日常生活活动，并将笔记本放置在固定位置。将餐具、修饰器具、衣物等放在固定位置。每天以同样的顺序穿脱衣服。将被照护者完成日常生活活动惯用的步骤记录在白板上，并将白板放置在卧室、餐厅、卫生间等醒目的地方，以提醒被照护者。

（二）执行障碍被照护者的 ADL 训练

为被照护者制订日常生活活动时间安排表，让被照护者每天在固定的时间段完成固定的活动。指导被照护者以自己惯用的步骤和节奏完成进食、洗澡等日常生活活动。被照护者在执行每项日常生活活动前应预留出充裕的时间，以便提前做计划。将被照护者完成日常生活活动惯用的步骤记录在白板上，并将白板放置在卧室、餐厅、卫生间等醒目的地方，以提醒被照护者。

认知障碍被照护者的 ADL 训练要和认知功能训练相结合，有认知需求的日常生活活动应分步骤地加入认知功能训练，被照护者需要记忆的内容应以日常生活活动为基础，这样认知功能训练的成果更容易应用到实际生活当中。

第二部分

言语功能训练

第一章　职业模块五　理解训练

理解训练是理解语言能力的训练，分为听理解训练和阅读理解（文字理解）训练。听理解训练主要是对人与人之间交流信息的言语符号（听觉刺激）的理解；文字是语言的书写符号，属于交流信息中的视觉符号，阅读理解就是能够读懂这些视觉交流符号。

第一节　听理解训练

一、评估及准备

1. 被照护者评估

（1）整体情况：评估年龄、意识状态、合作程度、沟通能力。

（2）语言情况：能否理解单词、短语或句子水平的口语，配合手势能否加强其理解能力。

2. 环境准备　交流沟通环境应整洁、舒适、安静、安全。

3. 照护师准备　洗净双手，戴口罩，准备物品。

4. 物品准备　准备笔、杯子、牙刷、碗、香皂、毛巾等常用物品，准备训练图片20～60张（图2-1-1）。

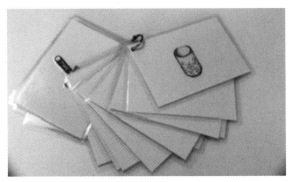

图2-1-1　失语症训练图片

二、操作步骤

（一）单词听理解练习

1. 桌子上摆放 4 样物品或 4 张图片，例如，杯子、笔、碗、苹果的图片。

2. 要求被照护者按口令指出其中一张，例如，"请您指一下苹果"。

3. 如指示正确，则给予鼓励，并继续要求其指出另外的图片，例如，"请您指一下杯子"。

4. 如指示错误，则要让其知道自己回答错误，并再次提问："您再看看，指一下杯子。"

5. 如仍然不能正确指出，则由康复照护师指示杯子，并说"这是杯子"。

6. 继续重复上述步骤，直至可正确指出 75%～80% 以上的图片。

注意事项：单词听理解练习是指对单个词语的听理解练习，例如，"水""苹果"等。在日常生活活动中，对所能用到的常用物品或常用单词进行反复练习，可使用房间中的家居用品，如果有训练卡片，可用卡片进行训练。步骤中提及的物品或图片的数量及内容仅为举例用，实际训练时需根据被照护者的理解水平进行调整。

（二）动词短语听理解练习

1. 康复照护师可做出相应动作，如吃饭，并向被照护者提问："我在吃饭，是不是？"要求其回答"是"或者"不是"，不能说话者，可用点头或摇头表示。

2. 如回答正确，则给予鼓励，并继续做出其他动作让其判断。

3. 如果回答错误，则再提问一遍。

4. 如仍不能回答正确，则告诉其正确答案，并进行下一个动作。

注意事项：动词短语听理解练习是指对两个以上词汇所组成的短语的听理解练习，如"喝水""骑自行车"等，在日常生活活动中，对所能用到的常用动词短语可进行反复练习。步骤中提及的内容仅为举例用，实际训练时需根据被照护者的理解水平进行选择，正答率 80% 以上即可增加难度。

（三）句子听理解练习

1. 康复照护师说一句话，例如，"早上，我已经吃过饭了"。

2. 康复照护师向被照护者提问："我吃过早饭了吗？"并要求其回答。

3. 如回答正确，则给予鼓励，并继续说出下一个句子让其判断。

4. 如果回答错误，则再说一遍句子并再次提问。

5. 如仍不能回答正确，则告诉其正确答案，并进行下一个句子。

6. 如果 10 个短句中，有 8 个以上的句子回答正确，则可增加句子长度。例如，"老舍茶馆分为三层，一共有 2600 多平方米，每一层都很大，环境也很优美"。可提问："老舍茶馆分为几层？每层大概多少平方米？"

7. 如果长句听理解的正答率能够达到 80% 或以上，可进行段落理解练习。

注意事项：句子听理解练习是指对由多个词汇组成的句子的听理解练习，例如，"早晨太阳升起""我喜欢你"等。句子练习包含短句与长句的练习，步骤中提及的句子内容仅为举例用，实际训练时需根据被照护者的听理解水平进行调整。

（四）段落听理解练习

1. 康复照护师说出一段话，例如，"筷子是中餐最主要的进餐用具，在使用上也有很多讲究。用餐过程中，如果说话，不要将筷子随便晃动，也不要用筷子敲打碗、盘子以及桌面，更不能用筷子指点他人。暂时离开时，要把筷子轻轻放在桌子上或餐盘边，不能插在饭碗里，而且尽量不要发出响声"。

2. 康复照护师向被照护者提问："用筷子有讲究吗？"并要求其回答。

3. 如回答正确，则给予鼓励，并继续提问其他问题，例如，"能用筷子敲桌面吗？""暂时离开时，筷子要怎么放？"

4. 如果回答错误，则再说一遍句子并再提问一遍。

5. 如仍不能回答正确，则告诉其正确答案，并提问下一个问题。

6. 更换问题，重复步骤2~5，直至确认被照护者已能理解整个段落的内容。

7. 对不同的段落进行提问，重复上述步骤，直至段落理解的正答率能够达到80%或以上。

注意事项：段落听理解练习是指对由多个句子组成的一段话或段落的听理解练习。训练方法与句子听理解练习相似，只是将句子改为段落。步骤中提及的段落内容仅为举例用，实际训练时需根据被照护者的理解水平进行调整。

（五）听指令练习

1. 康复照护师发出口头指令，可先进行包含一个动作的指令，即一步指令的训练，例如，"请把杯子递给我"。

2. 由被照护者完成该指令。

3. 如果动作错误，则再说一遍句子并让被照护者再做一遍；如仍不能做正确，则指导其完成动作，并继续完成下一个指令。

4. 如动作正确，则给予鼓励，并继续完成下一个指令；如果一步指令听理解的正答率能够达到80%或以上，则可进行包含两个动作，即二步指令的听理解训练，例如，"请将杯子递给我，然后打开电视"。如果二步指令听理解的正确率能够达到80%或以上，则可进行包含三个动作，即三步指令的训练，例如，"请将杯子递给我，打开电视，然后吃药"，直至正确率达到80%或以上。

注意事项：听指令练习可用实物或图片进行训练，训练前需将可能用到的物品或图片摆放在桌面合适的位置。训练由一步指令开始，如果被照护者正答率达到80%或以上，则增加难度至二步、三步指令。步骤中提及的指令内容仅为举例用，实际训练时需根据被照护者的理解水平进行调整。

第二节　阅读理解的训练

重度阅读理解障碍者可先进行图片与文字的匹配（日常物品、简单动作）训练。之后按照训练难度递增的原则予以较复杂的动作图与文字的匹配、情景画与句子的匹配、执行简单的书写命令、读短文回答问题训练；轻度者可予以较长和较复杂文字命令的执行，读长篇文章或故事，然后回答问题。训练方法与听理解训练相似，只是将口语变为文字。

一、评估及准备

1. 被照护者评估

（1）整体情况：评估年龄、意识状态、进行文字训练的意愿。

（2）语言情况：发病前的文化程度（一般小学文化程度者即可进行该训练）。

2. 环境准备　训练环境应整洁、舒适、安静、安全。

3. 照护师准备　洗净双手，戴口罩，准备物品。

4. 物品准备　准备训练图片、字卡 20～60 对。其中包括图片与对应的印刷版图卡、手写体字卡与对应的印刷版字卡，以及阅读训练册，字体为二号字，1.5 倍行距，字体与行距可根据被照护者视力情况适当调整（图 2-1-2，图 2-1-3）。

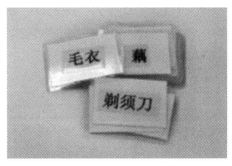

图 2-1-2　印刷版字卡

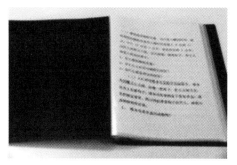

图 2-1-3　阅读训练册

二、操作步骤

（一）文字匹配训练

1. 桌子上摆放 4 张字卡，例如，写有"杯子、笔、碗、苹果"的字卡（图 2-1-4）。

2. 康复照护师展示另外的字卡，要求被照护者指出与展示的字卡相同的一张。"请您指一下下面哪个（指向桌面摆放的 4 张字卡）跟这个（指向展示的字卡）是一样的"。

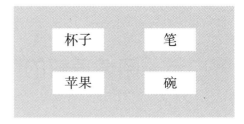

图 2-1-4　文字匹配训练

3. 如指示正确，则给予鼓励，并继续要求其指出其他的字卡。

4. 如果指示错误，则让其明白自己回答不正确，并重复步骤 2。

5. 如仍然不能正确指出，则由康复照护师指示正确字卡。

6. 继续重复上述步骤，字与字匹配达到 100% 正确率，才能进行其他文字匹配训练，可供选择的字卡数量可逐步增加至 8~10 张。

注意事项：文字匹配训练能判断被照护者是否有视觉辨认障碍，一般要求文字匹配作业中使用的文字应尽可能与日常生活环境中的用语相关，例如，出口、入口、洗手间、人行道、商店、拉、推等文字。

（二）字图匹配训练

1. 桌子上摆放 4 张图片，分别是勺子、汽车、皮鞋、苹果（图 2-1-5）。

2. 康复照护师展示字卡，要求被照护者指出与展示的字卡意思相同的一张。"请您指出下面哪个图（指向桌面摆放的 4 张图片）跟这个（指向展示的字卡）意思是一样的"。

3. 如指示正确，则给予鼓励，并继续展示其他字卡，要求其指出对应的图片。

4. 如果指示不正确，则让其知道自己回答错误，并重复步骤 2。

5. 如仍然不能正确指出，则由康复照护师指示正确图片。

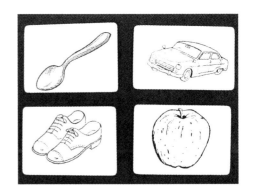

图 2-1-5　字图匹配训练

6. 继续重复上述步骤，正确率达到 80%或以上，可增加字卡数量直至 8~10 张。

注意事项：字图匹配训练可帮助被照护者理解文字的意思，训练中可适当增加摆放图片的数量，能够接受的情况下可增加至 16~20 张备选图片。步骤中提及的图片数量及内容仅为举例用，实际训练时需根据其理解水平进行调整。

（三）词－短语的匹配训练

1. 展示训练页，如图 2-1-6。

女主人　　省长　　鸟窝　　信封

（1）在家里招待客人的女性是：

（2）省政府最高领导人是：

（3）鸟的家是：

（4）用来放信的纸袋是：

图 2-1-6　词－短语的匹配训练

2. 要求被照护者依次为每一个题目匹配正确的文字选项。

3. 如选择正确，则给予鼓励，并继续完成其他题目。

4. 如果选择错误，则告诉被照护者回答不正确，并提示其再看一下。

5. 如仍然不能正确指出，则由康复照护师指示正确选项。

6. 继续重复上述步骤，直至正确率达到 80% 或以上。

注意事项：当被照护者能够理解常用词后，就可进行词－短语匹配。这类作业是由词到句的过渡阶段的训练，要求其读完短语后，找出一个合适的词，使它符合短语的意义。

（四）文字执行指令训练

1. 康复照护师出示写有指令的字卡及训练用的杯子等物品，先进行一步指令的训练，例如，"把杯子盖盖上"。

2. 然后由被照护者完成该指令。

3. 如果动作错误，则照护师说一遍句子并再让被照护者完成该指令。如仍不能正确完成，则给予正确示范，并继续完成下一个指令。

4. 如动作正确，则给予鼓励，并继续完成下一个指令。如果一步指令阅读理解的正确率能够达到 80% 或以上，则可进行二步指令的训练，例如，"把茶杯放在桌上，把勺子放在茶杯的右边"。如果二步指令阅读理解的正确率能够达到 80% 或以上，则可进行三步指令的训练，例如，"用你的左手把书翻到第 30 页，再拿出一张纸放在书的下面"。直至正确率达到 80% 以上。

注意事项：康复照护师应系统地应用词汇、长度、句法复杂性等影响因素，增加作业的难度水平。真正理解运动指令中的介词是完成指令的关键。注意训练中先不要将文字大声读出来，被照护者不能完成时，再将文字读出作为提示。

（五）找错训练

1. 展示训练页，如图 2-1-7。

（1）我要吃茶水。
（2）他到邮局买水果。
（3）我要给朋友发一个长途电话。

图 2-1-7　找错训练

2. 要求被照护者依次找出每个句子中的错误并改正。

3. 如正确，则给予鼓励，并继续完成其他题目。

4. 如果错误，则由康复照护师告诉其错在哪里及如何改正，并让其重复。

5. 继续重复上述步骤，直至正确率达到 80% 或以上。

注意事项：失语症被照护者难以发现语义错误，找错训练可促使其在寻找错误时认真阅读和分析语句、理解语义。

（六）给语句加标点符号的训练

1. 展示训练页，如图 2-1-8。

（1）我在菜园里种了豆角胡萝卜黄瓜和蒜头
（2）年轻人喜欢摇滚乐老年人喜欢古典音乐

图 2-1-8　标点符号添加训练

2. 要求被照护者依次为每一个句子添加标点符号。

3. 如正确，则给予鼓励，并继续完成其他题目。

4. 如果错误，则由康复照护师帮助添加，并让其重复一遍。

5. 继续重复上述步骤，直至正确率达到 80% 或以上。

注意事项：为被照护者提供一个句子，由其阅读后加上标点符号，有助于提高其分析句子的能力，改善其阅读理解语句的能力。

（七）语句构成训练

1. 展示训练页，如图 2-1-9。

> 将下列词重新排列顺序，组成语句：
> （1）去 小李 今年 海边 夏天
> （2）音乐会 听 我们 去 今晚

图 2-1-9 语句构成训练

2. 要求被照护者依次将题目中的词汇排序，组成一个通顺的句子。

3. 如正确，则给予鼓励，并继续完成其他题目。

4. 如果错误，则由康复照护师帮助完成，并让其重复做一遍。

5. 继续重复上述步骤，直至正确率达到80%或以上。

注意事项：语句构成训练可提高语句构成和词序排列的能力，同时也可改善阅读理解力，训练过程中如正确率达80%或以上，应注意增加信息的复杂性。

（八）语句的连接训练

1. 展示训练页，如图 2-1-10。

> （1）然后走到悬崖边上，像每次发起冲锋一样，第一个纵身跳下深谷。
> （2）他们回头望望还在向上爬的敌人，脸上露出胜利的喜悦。
> （3）说罢，他把那支从敌人手里夺来的枪砸碎了。
> （4）战士们也昂首挺胸，相继从悬崖往下跳。
> （5）五位壮士屹立在狼牙山顶峰，眺望着群众和部队主力远行的方向。
> （6）班长马宝玉激动地说："同志们，我们的任务完成了！"

图 2-1-10 语句连接训练

2. 要求被照护者依次将句子排序，组成一个逻辑通顺的语段。

3. 如正确，则给予鼓励，并继续完成其他题目。

4. 如果错误，可将语段拆开，对每个语句进行分析，在阅读语段或短文前，可先提出几个有关的问题，如人物、时间、地点、情节、结果等。如果仍然不正确，则由康复照护师完成，并让其重复。

5. 继续重复上述步骤，直至正确率达到80%或以上。

注意事项：语句的连接训练可帮助被照护者理解语段，当其可以完成一个语段的连接后，注意增加信息的复杂性。

（九）篇章的理解训练

1. 展示训练页，如图 2-1-11。

1911 年 4 月，利比里亚商人哈桑在挪威买了 12000 吨鲜鱼，运回利比里亚首府后，一过秤，鱼竟一下子少了 47 吨。哈桑回想购鱼时他是亲眼看着过秤的，一点儿也没少啊，归途中平平安安，无人动过鱼，那么这 47 吨鱼上哪儿去了呢？哈桑百思不得其解。

后来，这桩奇案终于大白于天下，原来是地球的重力"偷"走了鱼。地球重力是指地球引力与地球离心力的合力，地球的重力值会随地球纬度的增加而增加，赤道处最小，两极最大，同一个物体若在两极重 190 千克，拿到赤道，就会减少 1 千克。挪威所处纬度高，靠近北极；利比里亚的纬度低，靠近赤道，地球的重力值也随之减少。哈桑的鱼丢失了分量，就是因为不同地区的重力差异造成的。

地球重力的地区差异，也为 1968 年墨西哥奥运会连破多项世界纪录这一奇迹找到了答案。墨西哥在北纬 20° 左右、海拔 2240 米处，比一般城市远离地心 1500 米，正因为地心引力相对较小，运动健儿们奇迹般地一举打破了男子 400 米及男子跳远等多项世界纪录。

1. 哈桑在挪威买了多少吨鲜鱼？
2. 运回哪里？发生了什么情况？
3. 哈桑觉得可能出问题的环节是什么？这些环节有问题吗？
4. 少了 47 吨鱼，到底是怎么回事？
5. 随着地球纬度的增加，地球的重力值有什么变化？
6. 哪里的重力值最大，哪里的最小？
7. 挪威到利比里亚，重量变小了，这两个地方哪个靠近赤道？
8. 如果哈桑在利比里亚买鱼，运到挪威，重量会有什么变化？
9. 墨西哥纬度低、海拔高，地心引力大还是小？
10. 在墨西哥奥运会上，运动员的成绩好吗？哪些运动项目会更容易？

图 2-1-11　篇章理解训练

2. 要求被照护者阅读篇章，并依次回答问题。

3. 如正确，则给予鼓励，并继续完成其他题目。

4. 如不正确，可按语段回答问题。

5. 继续重复上述步骤，直至正确率达到 80% 或以上。

注意事项：当被照护者对单一语段的理解达到 80% 的水平，就可将阅读材料增至 2 ~ 3 个语段，再逐步增至对整个篇章的理解。如果被照护者有一定的口语表达或书写能力，在阅读每个语段后，可让他用自己的话总结语段，然后再阅读下一个语段。有的被照护者从头到尾阅读长的材料较分段阅读容易，因此如果他不能分析语段，可让他试读篇章。若他能够阅读篇章，可要求他用自己的话总结阅读材料。

第一章 职业模块六　表达训练

表达训练是语言表达能力的训练，分为口语表达训练和文字表达训练。对于年龄较大的被照护者，通常以口语表达训练为主。

第一节　口语表达训练

一、评估及准备

1. 被照护者评估

（1）整体情况：评估年龄、意识状态、合作程度、沟通能力。

（2）语言情况：能否理解简单的一步指令，是否有一定的口语表达能力。

2. 环境准备　训练环境应整洁、舒适、安静、安全。

3. 照护师准备　洗净双手，戴口罩，准备物品。

4. 物品准备　准备镜子等物品以及训练图片 20～60 张，可与理解训练中用到的图片相同。

二、操作步骤

（一）发音动作改善的训练

1. 在被照护者面前摆放镜子，能让其看清自己的口型，康复照护师张大嘴巴，同时说出训练的音（如元音"a"），或字（如趴、它、咔）、词（如八宝、猫咪、大炮）。

2. 要求被照护者模仿康复照护师的口型及发音，大声将音、字、词说出，同时对照镜子确定自己与康复照护师口型一致（图 2-2-1）。

3.如发音正确，则给予鼓励，并重复步骤1、2，练习其他发音或字词。

4.如果发音错误，则再来一遍，可重复2～4次。如果发音仍不正确，则继续练习其他发音。

5.继续重复上述步骤，直至被照护者发出音、字、词的正确率达到80%以上。

注意事项：对于发音缓慢、费力的被照护者，可先让其练习比较容易发出的音，

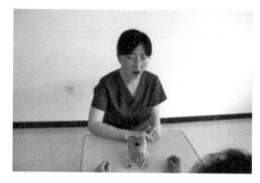

图 2-2-1 发音动作改善的训练

如元音"a"及辅音"b、p、m"，可以利用压舌板帮助其准确发音，还可以对着镜子进行训练，有利于调整发音动作。让其反复练习发音，如发"pa、pa、pa""ta、ta、ta""ka、ka、ka"，然后再过渡到发"pa、ta、ka"，反复练习。

（二）命名训练

1.出示图片，如图2-2-2。

2.要求被照护者说出图片中物品的名称。

3.如命名正确，则给予鼓励，并重复步骤1、2，对其他图片进行命名。

4.如果命名错误，则依次给予提示：①说出物品的类别，例如，"它是一种日常用品"；②描述物品的功能或用途，例如，"可以用来喝水"；③进行句子补全，例如，"喝水要用

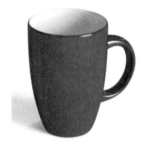

图 2-2-2 命名训练：杯子

＿＿＿"；④做出喝水的手势动作；⑤进行首字发音提示，例如，"这是'杯＿＿'"。

5.如果仍不能完成，则要求其复述，例如，"请您学我说'杯子'"。

6.继续重复上述步骤，直至命名的正确率达到80%或以上。

注意事项：步骤4中提到的命名的提示方法，例如，采用手势、描述、提示词头音，以及利用上下文的方式进行提示，往往可以获得满意的结果。注意按照步骤中提示的顺序依次给予提示（提示强度由弱变强）。有时并不需要用到所有的提示方法，如果某个提示可以帮助被照护者正确完成，则无须进行后面的提示。

（三）动词描述训练

1.出示画有动作的图片，如图2-2-3。

2.要求被照护者说出图片中动作的名称。

3.如描述正确，则给予鼓励，并重复步骤

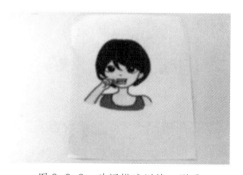

图 2-2-3 动词描述训练：刷牙

1、2，对其他动作图片进行描述。

4.如果描述错误，则依次给予提示：①提示动作发生的时间或地点，例如，"早晨起床后要干什么"；②提示与这一动作相关的动作，例如，"早晨起床后要洗脸，还要干什么"；③进行句子补全，例如，"他用牙刷_____"；④做出刷牙的动作；⑤首字发音提示，例如，"他在'刷___'"。

5.如果仍不能完成，则要求其复述，例如，"请您学我说'刷牙'"。

6.继续重复上述步骤，直至命名的正确率达到80%或以上。

注意事项：与命名训练相似，训练中有时并不需要用到所有的提示方法，如果某个提示可以帮助被照护者正确完成，则无须进行后面的提示。

（四）句子复述训练

1.康复照护师说或读出一个句子。

2.要求被照护者复述，说出同样的句子。

3.如复述正确，则给予鼓励，并重复步骤1、2，练习其他语句。

4.如果复述错误，则再来一遍，可重复2~4次；如果仍错误，则继续练习其他语句。

5.继续重复上述步骤，直至复述句子的正确率达到80%以上。

注意事项：直接刺激口语输出，即口语复述，所选的复述句难度要适当超出被照护者目前自发说出的水平，如能复述其中的80%以上，可让他复述10次或达到有两个完整的句子出现为止。复述可伴以写出相应的内容。

（五）图画描述训练

1.出示画有人物及动作的图片，如图2-2-4。

2.要求被照护者用一句话描述图片内容。

3.如描述正确，则给予鼓励，并重复步骤1、2，对其他图片进行描述。

4.如果不能说出完整的句子，则对句子的各个成分予以提示：①提示主语，例如，"这是一个小男孩，他在干什么"；②提示谓语，例如，"这个图画中的动作是'看'，您说一下这是'谁'在看'什么'"；③提示宾语，例如，"这是'电视'，这个图画的是'谁在干什么'"；④提示两个句子成分，同时提示主语和谓语，或谓语和宾语，例如，"这是小男孩在看什么"，或"这是谁在看电视"；⑤提示全部句子成分，让被照护者连成句子，例如，"这个图片中动作是'看'，这是'小男孩'，这是'电视'，请说出一个句子，'谁在干什么'"。

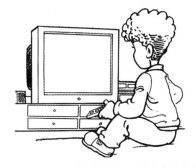

图2-2-4 图画描述训练：男孩在看电视

5.如果仍不能完成，则要求其复述，例如，"学我说'男孩看电视'"。

6.继续重复上述步骤，直至图片描述的正确率达到80%或以上。

注意事项：本训练所用图画，要根据所需句子的长度和复杂性来选择，如开始时，可选用运动员跑步等人物＋动作（主谓）的句子来描述的画，进一步采用人物＋动作＋名词（主谓宾）的句子来描述的画。以后可用零散放置的词卡，让被照护者将它们排列成描写图画的句子，让他辨认正确与错误并修正错误。其他训练内容还包括给被照护者一幅画和一个动词卡，然后让其用此动词说出描述图画的句子。

第二节 书写训练

一、评估及准备

1.被照护者评估

（1）整体情况：评估年龄、意识状态、合作程度、沟通能力。

（2）语言情况：能否写字，对于书写训练的意愿。

2.环境准备 训练环境应整洁、舒适、安静、安全。

3.照护师准备 洗净双手，戴口罩，准备物品。

4.物品准备 准备纸或本子、笔等物品，准备训练图片、字卡20～60张。

二、操作步骤

（一）临摹训练

1.康复照护师出示画有图形的图卡，如图2-2-5。

2.要求被照护者模仿画出同样的图形。

3.如模仿正确，则给予鼓励，并重复步骤1、2，练习其他图形、数字或其他需要的内容。

4.如果临摹错误，则可帮助被照护者临摹出正确图形。

5.继续重复上述步骤，直至临摹的正确率达到70%或以上。

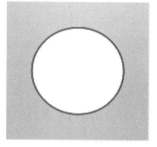

图2-2-5 临摹训练：圆形

注意事项：因脑损伤造成的失语症被照护者常伴有右侧偏瘫，临摹的目的是改善左手的书写运动技巧。方法是临摹圆形、方形等形状及简单笔画的字。为了改善自动语序的书写能力，可让其临摹系列数字；为了改善书写个人基本情况的能力，可让他抄写其姓名、地址、电话号码、家庭成员的姓名等。

（二）看图抄写训练

1.康复照护师出示训练页，如图2-2-6。

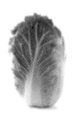

白菜

_____

图2-2-6 看图抄写训练

2.要求被照护者在横线处写出相同的文字：白菜。

3.将训练页左侧的图片遮挡住，此时被照护者只能看见文字，要求其写出相同的文字"白菜"。

4.将文字遮挡住，此时被照护者只能看见图片，要求其写出图片中物品的名称"白菜"。

5.再次向被照护者展示训练页，然后拿出另外的纸张，遮挡住整个训练页，并要求其写出刚才看到和书写的物品名称。

6.如书写正确，则给予鼓励。如果错误，则可帮助其写出正确的文字。

7.继续重复上述步骤，直至正确率达到70%或以上。

注意事项：在训练前，可向被照护者说明如何完成作业。该作业提供了大量的视觉提示，如果被照护者在该阶段反复出错，可对其进一步提示。作业中选用的词汇要尽可能是常用的、有意义的。

（三）字形完成训练

1.康复照护师出示训练页，如图2-2-7。

（1）用来开锁的是_____。

（2）吃饭用_____子。

（3）坏的反义词是_____。

图2-2-7 字形完成训练

2.要求被照护者依次在横线处写出意思恰当的文字。

3.如书写正确，则给予鼓励，并继续练习其他题目。

4.如果书写错误，则由康复照护师写出文字的偏旁部首作为提示，如"钅是"，由被照护者补全文字。

5. 如果仍然不能完成，则在现有偏旁部首的基础上继续增加笔画予以提示，直至可以补全文字。

6. 继续重复上述步骤，直至正确率达到 65% ~ 70% 或以上。

注意事项：由抄写到自发书写是一个很大的进步。当被照护者抄写作业达到 70% 正确率时，可考虑进行自发书写训练。在由抄写到自发书写过渡的阶段可进行此训练。

（四）视觉记忆书写

1. 康复照护师出示字卡，如写有"一"的字卡，并开始计时。

2. 向被照护者说明："请您记住卡片上写的字，一会儿我会把卡片拿走，然后请您把看到的字写下来。如果您记住了请告诉我。"当其表示准备好了，可将卡片拿走，记录卡片展示的时长。要求被照护者写出刚才看到的文字。

3. 如书写正确，则给予鼓励，并继续练习其他题目。

4. 如书写错误，则由康复照护师帮助写出，并继续练习其他题目。

5. 继续重复上述步骤，直至正确率达到 70% 或以上。

注意事项：视觉记忆书写与其他过渡阶段的活动完全不同，其目的是训练被照护者字（词）的视觉记忆能力。在由抄写到自发书写过渡的阶段可进行此训练。开始时，字词的笔画要简单，用常用字，以后逐渐增加字词的笔画和长度，并缩短呈现时间。另一个与视觉记忆有关的训练是康复照护师呈现辅音相似的两个字，如"攀"和"搬"，康复照护师说"搬"，移开两张字卡，被照护者根据记忆书写"搬"。

（五）句子书写训练

1. 出示画有人物及动作的图片，如图 2-2-8。

2. 要求被照护者按照图片内容写出一个句子。

3. 如书写正确，则给予鼓励，并重复步骤 1、2，书写其他的句子。

4. 如果不能写出完整的句子，则出示分别写有小男孩、看、电视的三张字卡，打乱顺序后，让被照护者排列成正确的句子抄写。

5. 拿走字卡，要求其写出句子。

6. 继续重复上述步骤练习其他图片，直至正确率达到 70% 或以上。

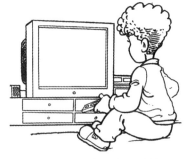

图 2-2-8　句子书写训练

注意事项：语法缺失的被照护者，词提取的困难不突出，但形成完整的语句出现困难。建立简单语法结构的方法与言语表达训练的方法近似。

（六）语句构成书写训练

1. 出示一些写有地点（如北京、青岛、上海）、地理方位（如西、南、北、东）、地区特点（如古城、工业区、海滩）等内容的字卡。

2. 要求被照护者选出至少两张字卡，并根据字卡内容书写有意义的语句。

3. 如书写正确，则给予鼓励，并重复步骤 1、2，书写其他的句子。

4. 如果不能写出完整的句子，则可在康复照护师帮助下完成。

5. 拿走字卡，要求被照护者再次写出刚才所写的句子。

6. 更换已经使用过的字卡后，继续重复上述步骤练习书写其他语句或小短文，直至正确率达到 70% 或以上。

注意事项：操作步骤中描述了由康复照护师提供一些词汇，被照护者根据这些词汇构成语句的训练。如果其能力较好，也可以嘱其应用简单的语法结构，在没有任何提示的情况下书写自己、朋友、邻居的情况。只要其写出的句子中字形、语法正确，符合逻辑和常识即可算为正确。

第三章

职业模块七　发音器官运动训练

发音器官运动训练是通过对唇、下颌、舌等发音器官进行运动训练，改善其活动范围、力量及灵活性，从而为准确、清晰地发音做准备。

第一节　唇的练习

一、评估及准备

1.被照护者评估

（1）整体情况：评估年龄、意识状态、合作程度、沟通能力。

（2）语言情况：唇的运动情况，能否说话，如何与他人进行交流。

2.环境准备　应保证环境整洁、舒适、温暖、安静、安全。

3.被照护者准备　采取 3 个 90° 的姿势，即取端坐位，髋关节（躯干与臀部）、膝关节（大腿与小腿）、踝关节（小腿与足部）都呈 90°，这个姿势是最利于呼吸、发音的姿势。对于卧床不能保持坐位的被照护者，可先在卧位或半卧位进行训练，随着被照护者肢体功能的恢复，尽快在端坐位下进行发音器官锻炼（图 2-3-1）。

4.照护师准备　洗净双手，戴口罩和手套，准备物品；采取坐位，坐在被照护

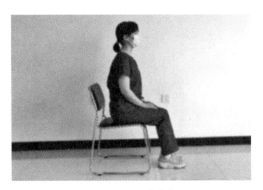

图 2-3-1　端坐位

者对面，这样便于观察其唇活动时的运动范围和幅度。

5. 物品准备　镜子、医用橡胶手套或 PE 手套、压舌板、带线的扣子或圆头小勺。

二、操作步骤

（一）噘嘴训练

1. 用力收缩口唇并向前努嘴，保持此口型 10 秒，每组 10 次动作。

2. 如果被照护者不能主动做出噘嘴动作，康复照护师可佩戴一次性手套后辅助其完成，同时也要发出"请您噘嘴"的指令，并要求其用力。

3. 被照护者可主动完成动作后，康复照护师可用大拇指和食指试着将其双唇向两侧拉伸而形成咧嘴的口型，让其尝试抵抗咧嘴并维持住噘嘴的口型，即完成抗阻动作。

注意事项：噘嘴训练可促进口部肌肉功能的恢复，为发音做准备，还可改善被照护者鼓腮漏气、刷牙漏水、流口水等症状。康复照护师辅助运动时，用力应逐渐减小，直至完全不用辅助，被照护者可自行主动完成噘嘴动作。

（二）咧嘴训练

1. 两侧口角向外侧运动，做出"微笑"的动作，保持 5～10 秒。每组 10 次动作。

2. 如果被照护者不能主动做出咧嘴动作，康复照护师可佩戴一次性手套后辅助其完成，同时也要发出"请您咧嘴"的指令，并要求其用力。

3. 被照护者可主动完成动作后，康复照护师可用大拇指和食指试着将其双唇向中间挤压而形成噘嘴的口型，让其尝试抵抗噘嘴动作并维持住咧嘴动作，即完成抗阻动作。

注意事项：康复照护师辅助运动时，用力应逐渐减小，直至完全不用辅助，被照护者可自行主动完成咧嘴动作。

（三）唇力量训练

1. 康复照护师使用带绳的扣子（图 2-3-2），将纽扣放在被照护者双唇中间，抵住正中门牙的位置，指示其闭上双唇并努力抵抗自嘴唇外牵拉纽扣的力量。

2. 康复照护师将中指、无名指和小拇指稍靠在被照护者的下颌处，用食指与大拇指拉线，保持持续稳定牵拉的力量，维持 5 秒，重复 10 次。

3. 康复照护师将纽扣置于被照护者两嘴唇中间并抵住牙齿，轻轻拉动线绳，并鼓励被照护者尽可能用力地抿嘴约 5 秒，重复此动作 10 次。如果觉得纽扣和细线绳不好操作，也可用边缘光滑的硅胶圆头小

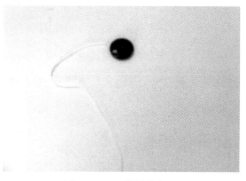

图 2-3-2　带绳的扣子

勺（直径 2.5～3cm）代替。

注意事项：利用工具进行唇的强化运动，不同工具有不同的使用方法。如果不方便准备带线的扣子，也可使用压舌板，将压舌板置于上下唇之间，并要求被照护者用力夹住压舌板并保持 10 秒。如果可以完成，则康复照护师可增加难度，在被照护者用力夹住压舌板的同时，康复照护师稍用力尝试将压舌板抽出，并要求被照护者持续用力以抵抗照护师抽出压舌板的力量，保持 5～10 秒。

（四）鼓腮训练

1. 要求被照护者闭紧嘴巴鼓腮，并保持 10 秒。

2. 休息 5～10 秒。

3. 重复步骤 1、2，直至鼓腮全程无口部漏气，重复 10 次。

注意事项：坚持锻炼可促进口轮匝肌及颊肌运动功能的恢复，在改善面瘫症状方面与噘嘴训练有同样的效果。照护师示范该动作，如果被照护者仍不能完成，可用手捏住患侧口唇辅助完成。

第二节　下颌运动训练

一、评估及准备

1. 被照护者评估

（1）整体情况：评估年龄、意识状态、合作程度、沟通能力。

（2）语言情况：下颌运动情况，能否自如地张口、闭口，如何与他人进行交流。

2. 环境准备　环境应该整洁、舒适、温暖、安静、安全。

3. 被照护者准备　采取端坐位，对于卧床不能保持坐位者，可先在卧位或半卧位进行训练，随着其肢体功能的恢复，尽快在端坐位下进行下颌锻炼。

4. 照护师准备　洗净双手，戴口罩和手套，准备物品；采取坐位，坐在被照护者对面，这样便于观察其下颌活动时的运动范围和幅度。

5. 物品准备　镜子、医用橡胶手套或 PE 手套、压舌板或筷子。

二、操作步骤

（一）张口训练

1. 如果被照护者可以主动完成张口动作，则可首先让其将嘴完全张开并保持 5～

10 秒，然后将嘴巴闭上，需完成 3 组各 10 次的张口闭口训练。

2. 如果被照护者不能主动张口，也就是嘴巴不能完全张开，可以根据其张口幅度的不同，选用压舌板或筷子帮助其张口。

（1）将毛巾蘸湿，保持一定湿度但不滴水，放置于冰箱冷冻层冷冻 3 ~ 6 小时备用。

（2）将冻好的毛巾取出，用干净的纱布包裹后，贴敷于被照护者下面部（口部两侧）3 ~ 5 分钟。

（3）面部冷敷后，被照护者面部的肌张力下降，有利于张口。康复照护师发出"请张开嘴"的指令，此时其张口幅度（上下门牙之间的距离）可能很小，仅有一条窄缝，可以尝试将压舌板置于其上下门牙之间，并逐渐将压舌板移动至口腔一侧，即磨牙的位置，保持 5 ~ 10 秒，再重复相同的步骤，在另一侧保持 5 ~ 10 秒。

（4）随着被照护者张口幅度的增大，逐渐增加压舌板的数量，例如，2 ~ 3 个压舌板叠加起来，用纱布包好，重复该步骤。其张口幅度增加至一定程度，也可以使用筷子。

注意事项：训练时根据被照护者体力恢复情况选择适当的训练步骤，如其不能进行主动运动和抗阻运动，则只进行被动运动即可，随着肌力增加，再加入更多的训练。

（二）咬合力量训练

1. 让被照护者咬住压舌板，每次持续咬合约 5 秒。

2. 休息 5 ~ 10 秒。

3. 康复照护师牢牢抓住被照护者下颌，同时要求其将嘴巴闭合。

4. 重复以上步骤 10 次。

注意事项：完成张口练习后，再进行增强咬合力量的训练。

第三节　舌运动训练

一、评估及准备

1. 被照护者评估

（1）整体情况：评估年龄、意识状态、合作程度、沟通能力。

（2）语言情况：舌运动情况，如何与他人进行交流。

2. 环境准备　环境应该整洁、舒适、温暖、安静、安全。

3. 被照护者准备　采取端坐位，对于卧床不能保持坐位者，可先在卧位或半卧位进行训练，随着其肢体功能的恢复，尽快在端坐位下进行舌运动训练。

4. 照护师准备　洗净双手，戴口罩和手套，准备物品；采取坐位，坐在被照护者对面，这样便于观察其舌活动时的运动范围和幅度。

5. 物品准备　镜子、医用橡胶手套或 PE 手套、压舌板。

二、操作步骤

（一）舌操训练

1. 把舌头向里面卷，使舌尖能够沿着上牙匀速移动到硬腭的部位。

2. 张口，舌向嘴外迅速伸出，迅速收回，伸得越长越好。

3. 将整个舌头尽可能伸出口外，舌尖舔嘴唇上、下、左、右的位置，进行绕舌练习。

4. 舌尖抵住上牙龈，舌根发力向下打开，同时发出响声，反复连续练习。

5. 舌尖抵住下牙齿，此时舌根可向上隆起顶住软腭，一上一下进行练习，每组 10 次动作。

注意事项：通过舌操的训练，可以加强舌的活动度、灵活性，为清晰的发音做准备。如果被照护者不能掌握步骤 5 中舌根隆起的动作，可以做一些辅助练习，即通过发音"ga、ka、ha"引导其完成动作。以上动作 10 次为一组，每天可重复 3～5 组。

（二）推撑训练

1. 被照护者取坐位，大声发"啊"，同时以椅子扶手处为支点，利用手臂将自己向上撑。

2. 被照护者面向墙壁取站位，用力推墙面时发音，可发元音"啊"，或舌根音"噶"或"咔"（图 2-3-3）。

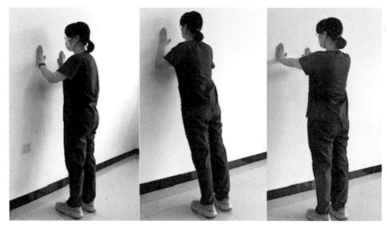

图 2-3-3　推撑训练

注意事项：推撑动作可借由增加躯干和头部肌肉的整体收缩来帮助声带内收，该练习也可同时促进软腭上抬。训练时需要根据被照护者情况选择坐位或站位练习。

第四节　呼吸训练

一、评估及准备

1. 被照护者评估

（1）整体情况：评估年龄、意识状态、合作程度、沟通能力。

（2）语言情况：呼吸运动情况，能否深吸气、屏气、长呼气，如何与他人进行交流。

2. 环境准备　环境应该整洁、舒适、温暖、安静、安全。

3. 被照护者准备　采取端坐位，对于卧床不能保持坐位者，可先在卧位或半卧位进行训练，随着其肢体功能的恢复，尽快在端坐位下进行呼吸训练。

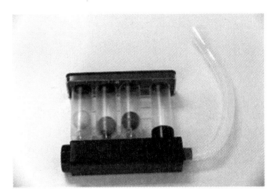

图 2-3-4　呼吸训练器

4. 照护师准备　洗净双手，戴口罩和手套，准备物品；采取坐位，坐在被照护者对面，这样便于观察其呼吸运动范围和幅度。

5. 物品准备　镜子、医用橡胶手套或 PE 手套、卫生纸或其他可以吹气的物品，如气球、口琴、呼吸训练器（图 2-3-4）等。

二、操作步骤

（一）呼气训练

1. 指导被照护者慢慢深吸气。

2. 然后轻轻地做吹的动作，即呼气。

3. 反复练习步骤 1、2，重复 10 次。

注意事项：呼气训练可以增强软腭运动、共鸣功能。失能及残疾人应处于舒适放松的坐位姿势，呼气练习时放松，可以吹气球、吹蜡烛、吹纸条、吹口琴等。注意此练习需缓慢进行，呼气时不要过于用力或时间过长，否则容易有呼气性碱中毒的风险。

（二）屏气训练

1. 首先要求被照护者深吸一口气，然后屏气，坚持 3 ~ 5 秒。

2. 将一面小镜子置于鼻腔出口处来监测是否有漏气。

3. 休息至被照护者觉得舒适为止。

4. 反复练习步骤 1 ~ 3，重复 10 次。

注意事项：此练习可一直练习到被照护者每次能够屏气约 15 秒，并且连做 10 次为止。

第四章 职业模块八 发音训练

发音训练是在呼吸训练和发音器官运动训练后，通过讲解和示范目标音位、音节的发音方式，使失能及残疾人正确发出读音的训练方法。

第一节 发声训练

一、评估及准备

1. 被照护者评估

（1）整体情况：评估年龄、意识状态、合作程度、沟通能力。

（2）语言情况：能否说话，说话清晰程度，如何与他人进行交流。

2. 环境准备　环境应该整洁、舒适、温暖、安静、安全。

3. 被照护者准备　取端坐位。对于卧床不能保持坐位者，可先在卧位或半卧位进行训练，随着其肢体功能的恢复，尽快在端坐位进行发声训练。

4. 照护师准备　洗净双手，戴口罩和手套；采取坐位，坐在被照护者对面，这样便于观察其发声时的状态。

5. 物品准备　温水、医用橡胶手套或 PE 手套。

二、操作步骤

（一）**硬起声发声训练**

1. 让被照护者屏住一口气，憋住。

2. 用力发出一个紧绷的"啊"音，持续 3～5 秒。

3.休息若干秒至被照护者准备好下次发声。

4.重复上述 1～3 步骤，共 10 次。

注意事项：硬起声适合弛缓型构音障碍被照护者，紧绷的发声状态应尽快转变成较为正常的音质，以避免因持续的硬起声造成不良的副作用。发声练习中如果觉得嗓子不适，及时小口喝水，可以缓解。

（二）软起声发声训练

1.让被照护者呼气时，先平顺且安静地叹一口气。

2.一旦被照护者能够稳定地做出轻柔的叹气，再要求其轻柔地发"啊"音的延长发声动作，也就是发"啊"5～10 秒。

3.当被照护者能够很好地掌握这种发音方式，则可将发长"啊"音改为单字词，这些字词须是以清辅音开头的字，如"哈、呼、好"等，或在其之前加元音引导，如"啊、哈"。

4.逐渐将单字词进展为两字、三字、四字词语或短句，最终目标是让被照护者在交谈时能够将句子轻松地说出来。

注意事项：软起声适合痉挛型构音障碍被照护者。如果不能掌握发音动作，可模拟打哈欠或叹气的动作同时引导发音。

第二节 单音发音训练

一、评估及准备

1.被照护者评估

（1）整体情况：评估年龄、意识状态、合作程度、沟通能力。

（2）语言情况：能否说话，说话清晰程度，如何与他人进行交流。

2.环境准备 环境应该整洁、舒适、温暖、安静、安全。

3.被照护者准备 取端坐位。对于卧床不能保持坐位者，可先在卧位或半卧位进行训练，随着其肢体功能的恢复，尽快在端坐位进行发声训练。

4.照护师准备 洗净双手，戴口罩和手套；采取坐位，坐在被照护者对面，这样便于观察其发音时的动作和状态。

5.物品准备 温水、医用橡胶手套或 PE 手套。

二、操作步骤

（一）辅音发音及动作训练

1./b/ 发音时，双唇紧闭，阻碍气流，然后双唇突然放开，让气流冲出，读音轻短。

2./p/ 发音时，双唇紧闭，阻碍气流，然后双唇突然放开，明显的气流从唇中部冲出成音。

3./m/ 发音时，双唇紧闭，舌后缩，气流从鼻腔出来，手指放于两侧鼻翼，可感受到轻微振动，同时声带振动发音。

4./f/ 发音时，上齿触下唇形成窄缝，让气流从缝中挤出来，摩擦成声。

5./d/ 发音时，舌尖抵住上齿龈，憋住气后，突然放开，气流从口腔迸出，爆发成音。

6./t/ 发音时，舌尖抵住上齿龈，憋住气后，突然放开，一股较为明显的气流从口中迸出。

7./n/ 发音时，舌尖抵住上齿龈，气流从鼻腔通过，同时声带振动发音。

8./l/ 发音时，嘴唇稍开，舌尖抵住上齿龈中部，气流从舌尖两边流出，同时声带振动发音。

9./g/ 发音时，舌面后部隆起抵在软腭，形成阻碍，让气流冲破舌根的阻碍，爆发成音。

10./k/ 发音时，舌面后部隆起抵在软腭，形成阻碍，有一股较强的气流冲破舌根的阻碍，迸发成音。

11./h/ 发音时，舌根抬高，接近软腭，形成窄缝，气流从缝中挤出，摩擦成音。

12./j/ 发音时，舌尖抵住下门齿，舌面前部紧贴硬腭，气流从窄缝中冲出，摩擦成音。

13./q/ 发音时，舌尖抵住下门齿，舌面前部贴住硬腭，有一股较强的气流冲破舌根的阻碍，摩擦成音。

14./x/ 发音时，舌尖抵住下门齿，舌面前部抬高靠近硬腭，形成窄缝，气流从缝中挤出，摩擦成音。

15./zh/ 发音时，舌尖上翘，抵住硬腭前部，有较弱的气流冲开舌尖阻碍，从缝中挤出，摩擦成音。

16./ch/ 发音时，舌尖上翘，抵住硬腭前部，有较强的气流冲开舌尖阻碍，从缝中挤出，摩擦成音。

17./sh/ 发音时，舌尖上翘，靠近硬腭前部，留出窄缝，气流从窄缝中挤出，摩擦成音。

18./r/ 发音时，舌尖上翘，靠近硬腭前部，留出窄缝，气流从窄缝中挤出，摩擦成音，声带振动。

19./z/ 发音时，舌尖抵住上门齿背，阻碍气流，让较弱的气流冲开舌尖阻碍，从窄缝中挤出，摩擦成音。

20./c/ 发音时，舌尖抵住上门齿背，阻碍气流，让较强的气流从缝中挤出，摩擦成音。

21./s/ 发音时，舌尖接近上门齿背，留出窄缝，气流从舌尖的窄缝中挤出，摩擦成音。

注意事项：

（1）在练习过程中，根据发音时气流在口腔中受阻的部位，让被照护者用眼看康复照护师发辅音时的口型和口腔内唇、齿、舌的准确位置，用手感受声带振动和气流的强弱，来体会模仿发音。

（2）注意：并不一定需要训练所有列出的辅音，应根据评估结果针对被照护者发音不清晰的辅音进行训练。每个辅音重复 10 次，练习时可结合元音一起训练，如"ba、pa、ma"等。

（3）单个音可清晰发出后，可继续训练相同或不同辅音组成的词汇，如"八宝""跑步"等，可逐渐训练三四个字的词汇。

（二）元音发音及动作训练

1./a/ 发音时，嘴唇自然张大，舌放平，舌头中间微隆，声带振动。

2./o/ 发音时，嘴唇成圆形，微翘起，舌头向后缩，舌面后部隆起，舌居中，声带振动。

3./e/ 发音时，嘴半开，舌位靠后，嘴唇自然展开，声带振动。

4./i/ 发音时，嘴微张成扁平状，舌尖抵住下齿背，舌面抬高，靠近上硬腭，声带振动。

5./u/ 发音时，嘴唇拢圆，突出成小孔，舌面后部隆起，声带振动。

6./ü/ 发音时，嘴唇成圆形，舌尖抵住下齿背，舌面前部隆起，声带振动。

注意事项：

（1）康复照护师示范时，要让被照护者看清自己舌头的位置和嘴唇的形状，模仿发音。

（2）注意：并不一定需要训练所有列出的元音，应根据评估结果针对被照护者发音不清晰的元音进行训练。每个音重复 10 次，练习时可结合辅音一起训练。

第三节 语调韵律练习

一、评估及准备

1.被照护者评估

（1）整体情况：评估年龄、意识状态、合作程度、沟通能力。

（2）语言情况：能否说话，说话清晰程度，如何与他人进行交流。

2.环境准备 环境应该整洁、舒适、温暖、安静、安全。

3.被照护者准备 取端坐位。

4.照护师准备 洗净双手，戴口罩和手套；采取坐位，坐在被照护者对面，这样便于观察其发音时的动作和状态。

5.物品准备 水、训练册、医用橡胶手套或 PE 手套。

二、操作步骤

（一）利用节拍器朗读音节训练

1.将节拍器设在一个恰当的速率。

2.接着请被照护者朗诵或读出一些熟悉的句子，如"床前明月光"等。

3.被照护者随着节拍器，每打一次节拍即说出一个音节。

4.重复步骤 1～3，每次训练 5～10 分钟。

注意事项：

（1）即使念出来的声音听起来像机器人也无妨，因为此训练的主要目的在于建立被照护者对适当说话速率的感觉。

（2）一旦被照护者能独立将减缓的说话速率融入自发言语中，即可停止使用节拍器。

（3）如果没有节拍器，可利用手指或手掌轻拍取代节拍器来设定适当的发音速度。

（二）对比性重音训练

1.康复照护师出示一张画有男孩打乒乓球的图片，向被照护者提问："这个男孩是在打篮球吗？"

2.被照护者的回答应为："不，是男孩在打乒乓球。"

3.康复照护师继续提问："是女孩在打乒乓球吗？"

4. 被照护者回答："不，是男孩在打乒乓球。"

5. 更换其他图片，重复步骤 1～4，训练 5～10 分钟。

注意事项：重点在于康复照护师提问题，被照护者回答时将重音落在关键字上。问题的长度及图片的复杂度可根据被照护者的发音能力随时调整。

（三）自然语法停顿训练

1. 康复照护师在朗读的段落中应该要停顿的地方，用斜线或留白做记号，如"我要和小鸟 / 飞到 / 树林里"。用手依次指向每个字并示范一个指定的速度。

2. 让被照护者按此速度念句子或段落，看到斜线记号，要稍停顿后再继续读。

3. 更换其他语句，照护师指导被照护者在何处停顿，并要求其将句子自然地读出来。

4. 重复步骤 1～3，训练 5～10 分钟。

注意事项：

（1）由于构音障碍被照护者在每一次呼气内所能发出的字数有限，所以要训练其在一段话中的自然停顿处做吸气 / 换气动作，以代偿一次呼气内的字数限制。

（2）朗读时，口型尽量夸张，能够听出每个辅音和元音的发音。

（3）在被照护者可以完成朗读后，鼓励被照护者在对话中也应用该方法，尽量清晰地说话。

第五章 职业模块九　吞咽训练

　　吞咽训练包括吞咽器官运动训练、温度训练和直接摄食训练。吞咽器官运动训练通过加强下颌、唇、舌运动及软腭、声带闭合运动控制，可增强吞咽肌群的力量、活动范围及协调性。温度训练可以提高吞咽器官的感知觉，更好地感知食物的温度、形状、多少。而直接摄食训练则是通过直接经口进食改善吞咽功能。

第一节　吞咽器官运动训练

一、评估及准备

　　1.被照护者评估

　　（1）整体情况：评估年龄、意识状态、合作程度、沟通能力。

　　（2）吞咽器官运动情况：能否运动，运动幅度及力量如何。

　　2.环境准备　环境应该整洁、舒适、温暖、安静、安全。

　　3.被照护者准备　采取端坐位，对于卧床不能保持坐位者，可先在卧位或半卧位进行训练，随着其肢体功能的恢复，尽快在端坐位进行吞咽器官锻炼。

　　4.照护师准备　洗净双手，戴口罩和手套；采取坐位，坐在被照护者对面，这样便于观察吞咽器官活动时的运动范围和幅度。

　　5.物品准备　镜子、医用橡胶手套或 PE 手套、压舌板、小勺等。

二、操作步骤

　　（一）下颌、颜面及颊运动练习

　　1.把口张开至最大，维持 5 秒，然后放松。

2.将下颌向左右两边移动，维持 5 秒，然后放松，重复做 10 次。

3.夸张地做咀嚼动作，重复做 10 次。

4.张开口说"呀"，动作要夸张，然后迅速合上，重复做 10 次。

5.紧闭嘴唇，鼓腮，维持 5 秒，放松，再将空气快速地在左右面颊内转移，重复做 5～10 次。

6.减轻咬合紧张的训练

（1）牵张方法：小心将软硬适中的物体插入被照护者切牙间令其咬住，逐渐牵张下颌关节使其张口，持续数分钟。

（2）轻柔按摩咬肌，可降低肌紧张。

（3）训练下颌的运动，开口与闭口时均做最大的阻力运动，如用力咬住磨牙及开口时给予最大阻力。

注意事项：步骤 6 中所示的缓解咬合紧张的方法，如果被照护者不存在相关情况，可省略此步骤。

（二）唇运动训练

1.咬紧牙齿，发"衣"声，维持 5 秒，做 5 次。

2.拢起嘴唇，发"乌"声，维持 5 秒，做 5 次。

3.发"衣"声，随即发"乌"声，然后放松，快速重复 5～10 次。

4.闭紧双唇，维持 5 秒，放松，重复做 5～10 次。

5.双唇含着压舌板，用力闭紧，拉出压舌板，与嘴唇抗力，维持 5 秒放松。重复做 5～10 次。压舌板放嘴唇左面，用力闭紧，拉出对抗嘴唇咬合力。然后放右面再做。重复做 5～10 次。

6.重复说"爸"音 10 次。

7.重复说"妈"音 10 次。

8.闭紧嘴唇，然后发"拍"音，重复做 10 次。

9.吹气练习，如吹气、吹风车、吹肥皂泡、吹哨子等。

10.唇肌张力低下时的训练方法

（1）用手指围绕口唇轻轻叩击。

（2）用冰块迅速敲击唇部 3 次。

（3）用压舌板刺激上唇中央。

（4）令被照护者在抗阻力下紧闭口唇。

11.将一个挂线的纽扣放置于嘴唇与牙齿之间，检查者用手轻轻拉线，让嘴唇进行抗阻运动，以增强双唇力量。

12.在唇间涂不同的食物，如酸奶、花生酪，鼓励被照护者闭唇抿食物。

注意事项：如果被照护者完成全部的训练步骤有困难，则可选择其中 2～3 个步骤进行练习，唇运动训练总时间控制在 5～10 分钟。

（三）舌运动训练

1. 把舌尽量伸出口外，维持 5 秒，然后缩回，放松，重复做 5～10 次。

2. 使舌尽量贴近硬腭向后回缩，维持 5 秒，然后放松，重复做 5～10 次。

3. 快速地伸缩舌运动，重复做 5～10 次。

4. 张开口，舌尖抬起到门牙背面并伸出，维持 5 秒，然后放松，重复做 5～10 次。

5. 张开口，舌尖抬起到门牙背面，贴硬腭向后卷，即卷舌，连续做 5～10 次。

6. 舌尖伸向左唇角，再转向右唇角，各维持 5 秒，然后放松，连续做 5～10 次。

7. 用舌尖舔唇一圈，重复 5 到 10 次。

8. 伸舌，用压舌板压向舌尖，与舌尖抗力，维持 5 秒，重复 5～10 次（抗力时尽量不用牙齿夹着舌尖来借力）。

9. 把舌伸出，舌尖向上，用压舌板压着舌尖，对抗下压力，维持 5 秒，重复 5～10 次。

10. 把舌尖伸向左唇角，与压舌板抗力，维持 5 秒，随即把舌转向右唇角，与压舌板抗力，维持 5 秒，然后放松，重复做 5～10 次。

11. 重复说"da"音 10 次。

12. 重复说"ga"音 10 次。

13. 重复说"la"音 10 次。

14. 重复说"da，ga，la"音 10 次。

15. "爆米花"练习，指示被照护者维持中等高度张口位，将一粒爆米花或相类似的食物放在上齿龈之上，用舌尖顶在爆米花上 5 秒钟。5 秒钟以后，可以吃掉爆米花，或吐出。连续重复这个练习 5 次。

16. 运用舌运动训练器辅助训练，引发舌尖向前、中、后等方向运动，增加舌运动灵活性（图 2-5-1）。

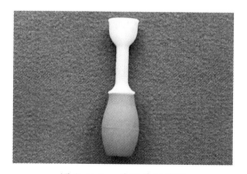

图 2-5-1 舌运动训练器

注意事项：

（1）训练包括做舌的侧方运动、练习舌尖和舌体向口腔背部抬起、舌体卷起、抗阻等动作。根据被照护者舌运动的情况选择训练步骤，对于完成较好的动作可适当减少练习次数，着重练习完成较差的动作。

（2）被照护者不能主动完成时，可使用辅助训练器具，即口部运动训练器，常见的有咀嚼器、舌尖运动训练器、舌前位运动训练器、舌后位运动训练器、下颌运动训练器、悬雍垂运动训练器、舌肌刺激器、唇肌刺激器、套指型乳牙刷、压舌板、软腭运动训练器、发声器、负压吸引器、冰手指等。

（四）腭咽闭合训练

1. 口含住一根吸管（封闭另一端）作吸吮动作，感觉腭弓有上提运动为佳。

2. 两手在胸前交叉用力推压，同时发"ka"或"a"音，或按住墙壁或桌子同时发声，感觉腭弓有上提运动。

3. 用冰棉棒刺激腭咽弓，刺激软腭、腭弓、咽后壁及舌后部，应大范围、长时间地接触刺激部位，并慢慢移动棉棒前端，左右交替，每次 20～30 分钟。

4. 做一次空吞咽动作。

注意事项：此训练过程中容易诱发呕吐反射，此时可以给被照护者讲解训练的意义，如果能坚持，可继续训练，如果太过痛苦而不能坚持，则应中止。

（五）呼吸训练

1. 被照护者卧位屈膝，康复照护师两手分别置于其上腹部，让他用鼻吸气，以口呼气，呼气结束时上腹部的手向上方膈部的方向稍加压，以此状态吸气。

2. 以鼻吸气后，缩拢唇呼气（或缩拢唇发"u"音、"f"音），呼气时间控制越长越好。

3. 被照护者坐在椅子上，双手支撑椅面做推撑运动和屏气。

4. 突然松手，呼气，同时发声。

5. 重复以上步骤 10 次。

注意事项：单独练习步骤 1 时，可在腹部放上 1～2kg 的沙袋，体会吸气时腹部膨胀、呼气时腹部凹陷的感觉。卧位腹式呼吸熟练掌握后，可转为坐位练习，逐渐增加难度，最后把腹式呼气步骤转换为咳嗽动作。强化咳嗽力量有助于除去残留在咽部的食物。

（六）Shaker 训练法（头抬升训练法）

1. 被照护者仰卧于床上，尽量抬高头部，用眼睛看自己的足趾，但肩不能离开床面，保持上抬 60 秒。

2. 头部放松休息 60 秒。

3. 重复以上步骤 3 次，每次训练需 15 分钟左右。

4. 如被照护者不能完成上述动作，可以简化为仰卧位头抬举 30 次，而不需要在头抬起时进行停留。

注意事项：此训练中很多被照护者不能坚持完成，此时应讲解训练的意义，鼓励其坚持完成训练，否则达不到训练效果。完成确有困难者，可缩短时间，如抬头 10 秒、休息 10 秒、重复 10 次。照护师在被照护者进行头位运动时，注意保护其颈部，也可以进行辅助支撑，减少被照护者进行动作演练的难度。

（七）Masako 训练法（伸舌吞咽训练法）

1. 被照护者取坐位或半卧位，头位正直，下颌微内收。

2. 嘱被照护者舌前伸抵住上下门齿，或舌向外伸出上下门齿缝稍许。

3. 嘱被照护者在保持舌前伸的状态下进行空吞咽 1 次，注意不要全身用力。

4. 如被照护者不能进行舌的前伸动作，也可调整为先半张口，然后舌尖尽量向上向前抵住上门齿背侧，闭口，保持舌的姿势进行一次空吞咽，注意闭口时不能缩舌。

5. 如被照护者口腔内干燥，可在练习前进行口腔湿润处理，如用清水口腔内喷雾，或用小勺放少量清水在口腔的一侧，再进行上面的动作练习。

6. 空吞咽成功后嘱被照护者清嗓子，做一次伸缩舌的活动进行放松。

7. 以上练习可连续进行 5 ～ 10 次，当被照护者感觉舌或颈部轻微酸胀时即可停止训练。休息 3 分钟后再进行重复，一日内可多次进行，总训练次数不超过 30 次。

注意事项：当被照护者舌伸出齿外时，嘱其只需要轻轻用门齿含住舌尖或舌前即可，不可用力咬，要以舌前伸动作为主，不要进行咬合动作。当其咬合反射亢进时，只需要进行舌尖上抵动作即可，避免咬伤。

（八）门德尔松训练法（喉上举耐力训练法）

1. 被照护者取坐位或半坐位，颈部保持中立位，头部直立，下颌微收，如被照护者不能控制头位时，可尝试进行辅助支撑。

2. 照护师进行动作演示，嘱被照护者注意照护师的颈部喉结位置，演示下咽时喉结的上下活动。

3. 然后照护师进行示范在下咽喉结处在最高位置时屏气，保持喉结的位置不坠下，保持 2 ～ 3 秒后放松，喉结下降，使被照护者理解该训练法的要求。

4. 照护师将拇指、食指和中指缩拢成杯状放于被照护者喉结的位置，其中食指放于喉结的顶部，拇指和中指分别置于甲状软骨板上，被动上下活动喉结让被照护者进行感受。

5. 嘱被照护者进行空吞咽，当喉结上升时照护师应轻用力帮助抬举喉结，在喉结上升至最高点时略用力帮助被照护者固定喉结的位置，同时叮嘱被照护者做好屏气的动作，保持 1 ～ 5 秒后松手，嘱被照护者放松并呼吸。

6. 当被照护者健侧肢体运动无障碍时，可以教授被照护者在镜子前将自己的食指放置于喉结的下方，嘱被照护者看见自己的喉结上升时，食指用力向上托举，同时做屏气动作，保持喉结在高位 1 ～ 5 秒后放松并呼吸。

7. 上述训练重复 5 ～ 10 次，当被照护者感到疲惫时即可停止。

8. 每日多次进行，直到喉结在高位时被照护者不需要进行外力托举，训练即达到满意效果，进行维持即可。

9.每次训练后进行颈部的放松训练。

注意事项：辅助喉结的托举要在被照护者下咽的同时进行，不可早于下咽的启动，托举主要的目的是进行位置的刺激感受，并非替代被照护者的喉部上举力量。注意不可幅度过大而引起被照护者不适。

第二节 温度刺激训练

一、评估及准备

1.被照护者评估

（1）整体情况：评估年龄、意识状态、合作程度、沟通能力。

（2）吞咽器官运动情况：能否运动，运动幅度及力量如何。

2.环境准备 环境应该整洁、舒适、温暖、安静、安全。

3.被照护者准备 采取端坐位，对于卧床不能保持坐位者，可先在卧位或半卧位进行训练，随着其肢体功能的恢复，尽快在端坐位下进行训练。

4.照护师准备 洗净双手，戴口罩和手套；采取坐位，坐在被照护者旁边，这样便于操作。

5.物品准备 镜子、医用橡胶手套或PE手套、长柄小勺、长棉签或棉棒、冰块、柠檬汁、杯子、温水等。

二、操作步骤

1.长棉签（图2-5-2）在碎冰块中放置数秒钟。

2.将冰凉后的棉签置于被照护者口内前咽弓处并平稳地做垂直方向的摩擦4～5次。

3.嘱其做一次空吞咽或让其进食吞咽。

4.长棉签在温水中放置数秒钟。

5.将温热的棉签置于其口内前咽弓处并平稳地做垂直方向的摩擦4～5次。

6.嘱其做一次空吞咽或让其进食吞咽。

7.长棉签在柠檬汁中放置数秒钟。

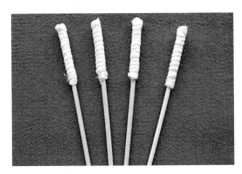

图2-5-2 长棉签

8.将蘸有柠檬汁的棉签置于被照护者口内前咽弓处并平稳地做垂直方向的摩擦4～5次。

9.重复步骤1～8，做10次。

注意事项：被照护者开始吞咽之前给予各种感觉刺激，使其能够触发吞咽。如出现呕吐反射，则应中止该训练。

第三节　摄食直接训练

一、评估及准备

1.被照护者评估

（1）整体情况：评估年龄、意识状态、合作程度、沟通能力。

（2）吞咽情况：目前进食方式、种类，能否经口进食，喜欢的食物。

2.环境准备　环境应该整洁、舒适、温暖、安静、安全。

3.被照护者准备

（1）培养良好的进食习惯：最好定时、定量，能坐起来就不要躺着进食，能在餐桌上就不要在床边进食。

（2）进食姿势：采取身体前倾、低头、下巴微收的动作进食。对于不能取坐位的被照护者，一般至少取躯干30°仰卧位，并随着其功能的恢复，逐渐增加抬高的角度，直至可以保持90°坐位进食。注意即使是仰卧位进食，也要保持低头、下巴微收的姿势进食。

（3）进食方式：进食时可采取空吞咽与食物吞咽交替进行的方式，每次进食吞咽后，应反复做几次空吞咽，使食团全部咽下，然后再吃下一口。亦可每次进食吞咽后饮极少量的水（1～2ml），这样既有利于刺激诱发吞咽反射，又能达到除去咽部食物残留的目的。

4.照护师准备　洗净双手，戴口罩和手套，准备物品；采取坐位，坐在被照护者旁边，这样便于喂食并观察吞咽时喉部上抬情况。

5.物品准备　镜子、医用橡胶手套或PE手套、压舌板、勺子、杯子。

6.食物准备

（1）食物的性状及黏稠度：根据食物的性状，一般将食物分为五类，流质如水、果汁等，半流质如米汤、羹等，糊状如米糊、芝麻糊等，半固体如软饭，固体如饼干、坚果等。食物的性状应根据吞咽障碍的程度及阶段，本着先易后难的原则来选择。容易吞咽的食物特点是密度均匀、黏性适当、不易松散、通过咽和食道时易变形且很少在黏膜上残留。临床实践中，应首选糊状或果冻状食物，因为它能较满意地刺激触、压觉和唾液分泌，使吞咽变得容易。此外，还要兼顾食物的色、香、味及温度等，也可使用食物增稠剂调节食物的性状。通常首先选用的利于吞咽的食物包括蛋羹、豆腐脑、冷藏的老北京酸奶（果冻状）等，再到软烂的菜粥，再逐渐过渡到薄面片汤、蘸牛奶的面包、蘸菜汤的馒头等普通的软食。一般白肉（如鱼肉）较红肉（如牛肉）更利于吞咽。

（2）一口量：即最适于吞咽的每次摄食入口量。一般正常人每口量：流质食物 1~20ml，果冻 5~7ml，糊状食物 3~5ml，肉团约为 2ml。对被照护者进行摄食训练时，如果一口量过多，食物将从口中漏出或引起咽部残留导致误吸；过少，则会因刺激强度不够，难以诱发吞咽反射。一般先以少量食物试之（如用流质食物 1~4ml），然后酌情增加。对于颈部肌肉无力者，谨慎增加一口量。

（3）餐具的选择：应采用边缘钝厚、匙柄较长、容量 5~10ml 的匙羹为宜，便于准确放置食物及控制每匙食物量。

二、操作步骤

1. 被照护者身体前倾，稍低头。

2. 康复照护师将食物由嘴部下方放在健侧舌后部或健侧颊部。如果其口腔移送能力尚可，可将食物置于舌前部，同时要求其抿嘴，将食物包裹入口腔并向喉部移送。

3. 嘱其吞咽食物。

4. 嘱其张嘴，查看口腔内是否有食物残留，如果食物残留较多，则再吞咽 1~2 次，至口腔内无明显食物残留。如果多次吞咽后仍有大量食物残留，则用棉签清理口腔中残留的食物。

5. 重复步骤 1~4，直至吃完准备的食物，或出现明显疲劳。

6. 用棉签蘸少量水清洁整个口腔内部，特别是舌根部、牙齿与面颊部之间等容易残留食物的部位。

7. 要求其发"啊"，如果声音清晰响亮，则可完成此训练；如果有明显的"咕噜"声，可结合声门上吞咽法，除去残留在咽喉部的食物残渣并防止食物误入气道。

注意事项：

（1）如果被照护者手部运动功能尚可，则可让其自行用适宜的餐具将食物送入口中。这样从其看到食物、拿起勺子开始，大脑就做好了"吃饭"的准备。如果手部活动差，则需要康复照护师将食物送入被照护者口中。

（2）根据被照护者吞咽功能情况，指导其改变和适应饮食习惯，如速度过快，提醒其放慢进食速度，以防误咽。如果吞咽功能增强，则可适当增加进食速度，一般一顿饭的进食时间应控制在 30 分钟以内，15 分钟左右比较理想。

第四节　吞咽的常见下咽代偿技术

一、姿势调整法

1. 姿势调整法的意义　吞咽过程是通过摄食吞咽活动将食物由口腔送入胃的过程，除了与吞咽相关的认知及运动功能直接影响吞咽的过程外，还受到吞咽时体位与姿势的影响。同时，由于吞咽通道（口腔－咽－食道－胃）与呼吸通道（口／鼻－咽－喉－气管及肺）存在交叉（图 2-5-3），因此，在进食的过程中存在将食物误吸至气道的风险。良好的吞咽体位及姿势可以减少吞咽功能障碍或不足所带来的不利影响，促进食团递送，减少食物残留，更重要的是可以降低误吸的风险。

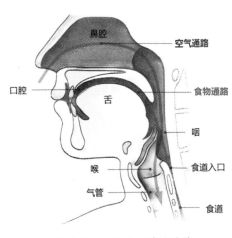

图 2-5-3　吞咽、呼吸通道

2. 具体方法

（1）颈部屈曲：躯干与头部之间的角度是吞咽体位调整中必须重视的，原因在于此角度的变化可以影响下咽部与气道口之间的相对关系。头部与躯干成仰角时气道开放角度随之增大，误吸风险随之增大。进食时应避免出现仰头动作。无论是坐位还是仰卧位都应注意躯干与颈部之间的屈曲角度，采取头部略屈曲的姿势可以降低误吸的风险（图 2-5-4）。

（2）颈部旋转：颈部旋转吞咽是临床吞咽时常采用的体位调整方法之一，主要影响包括咽腔形状的变化、食团流动路径的变化，适用单侧咽部麻痹造成的食团通道不畅的被照护者。吞咽时将颈部向麻痹侧旋转。通常推荐颈部旋转角度为 30° 或以上，可使非旋转侧的食团通过比例增加，减少旋转侧咽部食物残留。吞咽后将颈部旋转到无残留物一侧并空吞咽，还可以清除咽部残留（图 2-5-5）。

注意：颈椎疾病被照护者，要注意旋转引起的头晕等症状。旋转颈部时不要用力过大，要在合理的范围内进行。

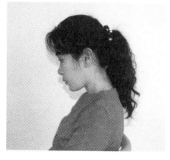

图 2-5-4　颈部屈曲

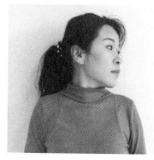

图 2-5-5　颈部旋转

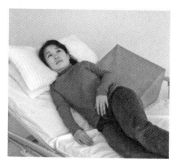

图 2-5-6　斜靠位

（3）斜靠位侧方下咽：斜靠位侧方下咽主要适用于口腔处理及递送障碍的被照护者，这类被照护者舌运动困难，不能完成食物的咀嚼、搅拌和食团成形的处理过程，因此难以在正常坐位下将食团送至咽部启动吞咽动作，食团多会聚集在口腔前部或出现口腔遗撒的现象。可以采取的姿势调整对策：使被照护者半卧位并将患侧用靠垫垫起，头侧向健侧，进行半流质或糊状食团的喂咽（图 2-5-6）。

注意事项：被照护者进食后口内往往有明显残留，需要进行口腔清洁护理。喂咽时一口量不可超过 3ml 或 3g，避免出现溢出或误吸。

二、用力下咽法

1.用力下咽法的意义　用力吞咽加强了舌的前移和舌根的后缩运动，使舌根处的咽部压力增加，从而使食团内压增加，提高会厌清除食团的能力，减少会厌谷残留。主要适用于吞咽力量降低致咽部残留食物团的被照护者。

2.具体方法　吞咽时，使舌体充分地挤压硬腭，并使挤压的力量延续到舌根。注意：高血压被照护者使用此方法需监测血压变化。

三、交互下咽法

1.交互下咽法的意义　通过交替吞咽不同性质的食团，可以清除残留物。特别是食用黏稠或干燥的食物后再给予顺滑流体食物，可以清除口腔和咽部的残留物。主要适用于口腔、咽部或食道内有残留物的被照护者。

2.具体方法　被照护者在进食时，通过易残留食物与顺滑食物（如老酸奶等）交替吞咽的方法减少食物残留。水是最不易残留的食物，饮水无误吸风险的被照护者，饭后少量饮水可最大限度地减少食物残留。

四、声门上吞咽法

1.声门上吞咽法的意义　在吞咽前及吞咽时以屏气的方式主动关闭声带，从而保护气管避免误吸发生。此方法适用于配合度较好，主动吞咽反射触发迟缓，存在误吸风险的被照护者。

2.具体方法　将吞咽过程分为四步操作：①食团吞咽前吸气；②微张口声门闭合屏住呼吸；③保持屏气状态下吞咽；④咽后咳嗽或强呼气。

注意事项：由于该方法不同于自然状态下的吞咽动作，因此用于直接摄食训练前需进行练习，避免被照护者误操作造成误吸。可使用唾液空吞咽或吞咽1ml水模拟练习以熟练此步骤，待熟练后可直接用于进食。

五、食物性状的调整

1.食物性状的调整的意义　通过调整食物的性状，可以补偿口腔准备期食团形成的困难，防止口腔和咽部食物残留，并防止窒息和误吸的发生。此方法主要适用于因食团形成困难、咽部残留、吞咽反射延迟而导致误吸风险较高的被照护者。

2.具体方法　首先通过选择食材和烹饪方法调整食物的黏稠度以及性状。必要时可使用搅拌机将食物加工成均一顺滑的食团。通过添加增稠剂（图2-5-7）可以避免食物汁

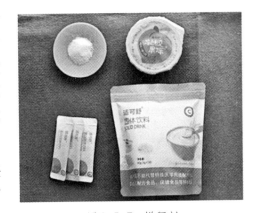

图2-5-7　增稠剂

水与固体分离，同时增加食团凝集力避免食团散开。可根据具体情况调整软硬、均一程度，适合被照护者的咀嚼能力。另外，还需注重食物的色、香、味以及温度等因素。

注意事项：应避免进食过硬、过黏、光滑球形食物（如坚果、丸子、元宵、葡萄、小西红柿等），以及其他容易误吸而引起窒息的食物。

六、喂咽法

当被照护者日常生活活动需全部或部分介助时，往往需要照护师喂咽。喂食时除了需要注意上述进食时的体位姿势以及食物性状以外，喂食时使用的餐具、食物喂送到的位置以及喂食时的一口量也需要注意。

1.进食前准备　如果在觉醒程度较低的情况下进食，误咽的风险就会增高。需要在进餐前促进被照护者最大程度地觉醒，例如，大声提醒"现在要开始吃饭啦"等。

进食前做吞咽体操（图 2-5-8）以活动吞咽过程中使用的肌肉并促进相关感觉刺激的输入。另外，进食前需进行口腔清洁，去除口腔中的残留物，并在舒适安静的环境下进食。

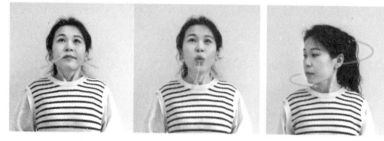
①深呼吸（5～10次）

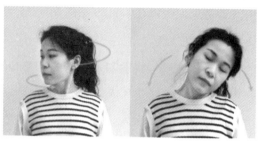
②头部运动（5～10次）

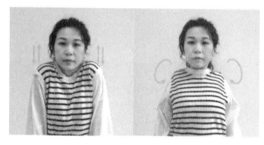
③肩部运动（5～10次）

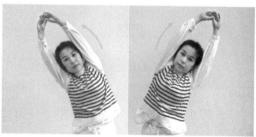
④腰背肌牵伸运动（5～10次）

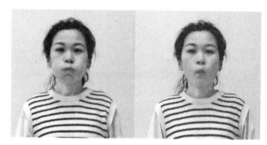
⑤鼓腮扣腮运动（5～10次）

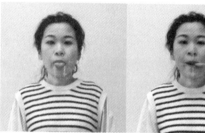
⑥舌运动（前伸、后缩、上、下、左、右各5～10次）

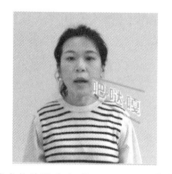
⑦发音轮替运动（"ba / da / ga"）

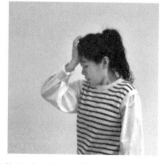
⑧曲颈抵抗运动（5秒抵抗、5秒休息，重复3组）

图 2-5-8　吞咽体操

2. 餐具的选择　应注意餐具的种类及大小，勺子的大小、长短应该根据被照护者的吞咽功能选用。大小应适合被照护者的一口量，如存在咬合反射的被照护者应避免使用刺激性强的金属勺，而使用刺激小的硅胶勺。常见小勺的容量为3ml 左右，常见大勺的容量为 5ml 左右，建议勺柄长度为 15cm 左右，勺头的宽度为 3 ~ 3.5cm、长度不超过 6cm 较为适合（图 2-5-9）。

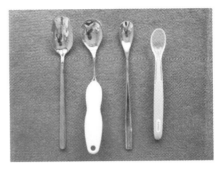

图 2-5-9　勺子

3. 进食体位的调整和控制　喂咽时需要调整被照护者的进食体位，在被照护者能看见的一侧进行，控制好并稳定被照护者的体位，照护师进行喂咽工作时应处在易于观察到被照护者下咽动作的位置，喂咽时能更好地观察被照护者的下咽动作，一般可以站立于被照护者的健侧，被照护者的患侧适当以靠垫辅助控制位置即可（图 2-5-10）。

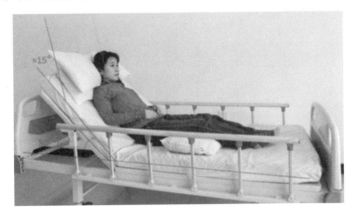

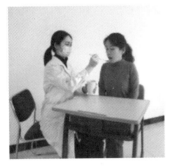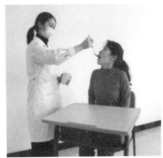

图 2-5-10　喂咽位置示意

（上：良好卧位喂咽体位，左下：正确坐位喂咽体位，右下：错误坐位喂咽体位）

4. 食物喂送　应将食物喂送至被照护者感觉、运动功能较好的一侧，并可通过调整喂食的位置，减少被照护者移送食物的困难以及口内残留，如被照护者口腔功能下降时可将食物置于口腔中后部位置。

第三部分

生活照料

第一章

职业模块十　清洁照护

第一节　口腔清洁照护技术

一、评估及准备

1.被照护者评估

（1）整体情况：评估年龄、意识状态、合作程度、沟通能力、对口腔清洁的认知程度。

（2）局部情况：有无口腔黏膜疾患、义齿、牙齿松动、牙龈出血、食管疾患、吞咽障碍等。

2.环境评估　整洁、舒适、安静、安全。

3.照护师准备　洗净双手，戴口罩和手套，准备物品。

4.物品准备　牙刷、牙膏、漱口杯、毛巾、脸盆，必要时备润唇膏、手电筒、压舌板。

二、刷牙照护步骤

1.协助被照护者取坐位，将毛巾垫于被照护者胸前，放稳脸盆。

2.用手电筒及压舌板检查口腔黏膜有无出血、溃疡及真菌感染等异常，如发现异常及时处理（图3-1-1）。

3.挤好牙膏，水杯中盛2/3漱口水。

4.协助被照护者身体前倾，先漱口，再刷牙齿的内外面，上牙从上向下刷，下牙从下向上刷，咬合面从里向外旋转着刷。

5.刷完牙齿后，再由内向外刷洗舌面。让被照护者伸出舌头，握紧牙刷，先刷舌面，再刷舌两侧，之后漱口，刷舌面由内向外，整个刷牙时间不少于3分钟（图3-1-2）。

6. 刷牙完毕后，协助被照护者漱口，用毛巾擦干口唇。

7. 协助被照护者摆好体位，必要时涂润唇膏。

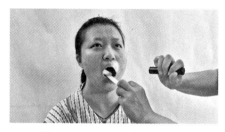 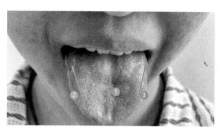

图 3-1-1　压舌观察口腔状况　　　　图 3-1-2　清洗舌头顺序图

三、义齿照护步骤

1. 照护者洗净双手。

2. 取下义齿，用牙刷刷洗义齿的各个部位，用冷水冲洗干净。

3. 协助被照护者漱口后再戴好义齿。

四、注意事项

1. 刷牙的注意事项

（1）刷牙完毕后及时检查床单及衣服是否被浸湿，如浸湿及时更换。

（2）漱口时水温适宜，避免烫伤，漱口量一次不可过多，以免造成呛咳。

（3）刷牙时要保证所有部位都刷到，并且动作轻柔，以免损伤牙龈。

（4）刷牙过程中观察被照护者的精神状态，如有异常，及时停止操作。

（5）操作中使用牙线（图 3-1-3）时，动作要轻柔，以免损伤牙龈。牙线具体操作方法：将牙线嵌入牙间隙，滑动牙线至牙龈边缘，沿一侧牙面前后移动牙线，然后用力弹出。反复数次，直至牙面清洁或将嵌塞食物清除。使用牙线后，彻底漱口。

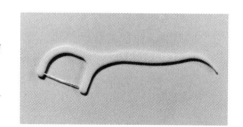

图 3-1-3　牙线

2. 义齿照护注意事项

（1）义齿白天佩戴，晚上摘下，取下后和佩戴前均要做好口腔照护。

（2）取下的义齿浸泡在贴有标签的盛有冷开水（30°以下）的杯中。

（3）每天换水一次，不可用热水或酒精浸泡，以免引起变色、变形和老化。

第二节　头发清洁照护技术

一、评估及准备

1. 被照护者评估

（1）整体情况：评估病情、意识状态、合作程度、沟通能力、对头发清洁的认知程度及梳洗习惯。

（2）局部情况：有无头部皮肤疾患。

2. 环境评估　整洁、舒适、安静、安全，关闭门窗，调节室温至 22～26℃。

3. 照护师准备　洗净双手，戴口罩，准备物品。

4. 物品准备　梳子、毛巾 2 块、卧床式洗头专用盆（图 3-1-4）、水壶、吹风机。

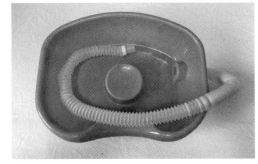

图 3-1-4　卧床式洗头专用盆

二、头发清洁操作步骤

1. 将洗头盆放于床尾，高度与床一致。

2. 协助被照护者躺至床尾，取仰卧位，将毛巾垫于被照护者后颈肩处。将被照护者的头部抬离床面使其前伸，将其枕部放于洗头盆中的头托上（图 3-1-5）。

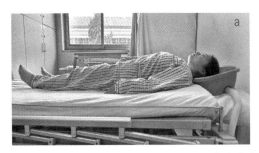
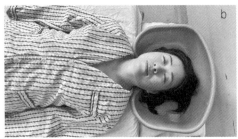

图 3-1-5　床上仰卧位头发清洁体位图

3. 排水管末端放于污水桶内。

4. 松开衣领，向内折，将毛巾围于颈下并固定好。用棉球塞好双耳，请被照护者闭上眼睛。

5. 用少量 40～45℃温水淋于头发上，询问感受，即时调节好水温。

6. 将头发全部淋湿，取适量的洗发液，用手掌搓开后均匀涂抹头发，按摩头皮，揉搓完毕后，用温水冲净头发。注意抬起被照护者头部，洗净脑后头发。

7. 取下棉球，取走颈部的毛巾，擦干头发。

8. 整理衣物，协助被照护者取舒适的体位。

9. 用吹风机吹干头发，梳理被照护者的头发。

三、注意事项

1. 洗发过程中注意调节水温与室温，避免被照护者着凉或烫伤。

2. 防止污水进入被照护者眼睛及耳内。

3. 洗头时间不宜过长，以免引起被照护者头部不适及疲劳。

4. 洗头过程中注意与被照护者交流，了解被照护者的心理情况。

5. 注意观察，如发现被照护者面色异常等情况，应停止操作。

第三节　皮肤清洁照护技术

一、评估及准备

1. 被照护者评估

（1）整体情况：评估病情、意识状态、年龄、自理能力、合作程度、沟通能力、对皮肤清洁的认知程度。

（2）局部情况：皮肤健康状况、有无伤口或者皮肤破损等情况。

2. 环境评估　整洁、舒适、安静、安全，关闭门窗，调节室温至 24~26℃。

3. 照护师准备　洗净双手，戴口罩，准备物品。

4. 物品准备

（1）淋浴法：洗发液、沐浴液、梳子、毛巾、浴巾、清洁的衣服、防滑拖鞋、洗澡椅、吹风机。

（2）床上擦浴法：脸盆 3 个、毛巾、小方毛巾、浴巾、沐浴液、暖瓶（内盛 40~45℃温水）、清洁衣裤、被单、护理垫、污物桶，必要时用屏风遮挡。

二、淋浴法步骤

1. 协助被照护者穿好防滑拖鞋，搀扶或使用轮椅协助被照护者进入卫生间。

2. 避开被照护者的身体，调节水温至 40℃左右。

3. 协助被照护者脱去衣物，搀扶被照护者在洗澡椅上坐稳，叮嘱其双手握住洗澡椅的扶手。

4. 清洗头发时，照护者站在椅子的后侧，叮嘱被照护者身体靠紧椅背，头稍后仰，一手持淋浴喷头，调节至合适水温，一手遮挡耳廓并揉搓头发至头发全部淋湿（图3-1-6）。

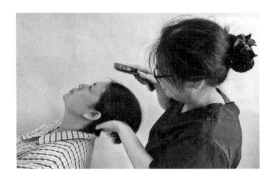

图 3-1-6 坐位洗头法

5. 取适量的洗发液，双手指揉搓头发，按摩头皮力量适中，由四周发际向顶部揉搓。然后，一手持淋浴喷头，另一手遮挡耳廓并揉搓头发至洗发液全部被冲洗干净并擦干。

6. 用湿毛巾为被照护者清洁面部。

7. 手持淋浴喷头由上而下淋湿被照护者的身体。

8. 全身涂抹沐浴液。最后擦洗会阴、双脚，轻轻揉搓肌肤，手持淋浴喷头将全身冲洗干净。

9. 清洗会阴部时取少量沐浴液，一手搀扶被照护者站立，另一手擦洗会阴部及臀部，随后冲净会阴部及臀部。

10. 协助被照护者坐下，再次从颈部向下冲洗全身，关闭淋浴开关。

11. 用浴巾包裹被照护者的身体，迅速擦干被照护者的身体及面部，再次反复擦拭头发。

12. 协助被照护者穿好清洁的衣裤。

13. 用吹风机吹干被照护者头发，梳理头发。

14. 搀扶或使用轮椅运送被照护者回房间休息。

15. 开窗通风，擦干浴室地面。

三、床上擦浴法步骤

1. 关闭门窗，调节室温至24～26℃。用屏风遮挡被照护者的身体，减少非必要人员走动。

2. 协助被照护者脱去衣裤，盖好被子。

3. 脸盆内倒入40～45℃温水，浸湿小方毛巾。

4. 擦洗面部。将浴巾覆盖在枕巾及胸前被子上。小方毛巾拧干，用小方毛巾的四个角分别擦拭双眼的内眼角和外眼角。洗净小方毛巾，包裹于手上，淋上沐浴液，擦拭面部。擦拭顺序为眼、额、鼻、鼻翼两侧至唇周、面颊、颈、耳及耳后。洗净小方毛巾，同法擦拭掉脸上的沐浴液，再用浴巾擦干水渍。

5. 擦拭上肢时先擦拭近侧上肢。将浴巾半铺半盖于整个上肢。小方毛巾涂上沐浴液，由前臂向上臂擦拭，擦拭后用浴巾遮盖。洗净小方毛巾，擦净沐浴液，再用浴巾擦干水渍。同法擦拭另一侧上肢。

6. 擦拭胸部。将被照护者盖的被子向下折叠，暴露胸部，用浴巾遮盖胸部。小方毛巾涂上沐浴液环形擦拭胸部，擦拭后立即用浴巾遮盖。洗净小方毛巾后，擦净沐浴液，再用浴巾擦干水渍。

7. 擦拭腹部。将盖的被子向下折至大腿根部，用浴巾遮盖胸腹部。将小方毛巾涂上沐浴液，顺时针螺旋擦拭腹部，由上向下擦拭腹部两侧，擦拭后用浴巾遮盖。洗净小方毛巾，擦净腹部沐浴液，再用浴巾擦干水渍。

8. 擦洗背部。协助被照护者侧卧，面部朝向照护师。将浴巾半铺半盖于被照护者背部及臀部。小方毛巾涂上沐浴液，然后沿被照护者腰部向上擦至颈肩部，再螺旋式向下擦洗背部一侧。随后用清水擦洗干净，再用浴巾擦净水渍。同法擦洗另一侧。

9. 擦洗臀部。用沐浴液及清水分别环形擦洗臀部两侧，再用浴巾擦干水渍。

10. 撤除浴巾，协助被照护者取平卧位，盖好被子。

11. 擦拭下肢。暴露一侧下肢，浴巾半铺半盖。小方毛巾涂上沐浴液，一手固定被照护者下肢踝部，呈屈膝状，另一手由小腿向大腿方向擦拭。同法擦洗另一侧下肢。

12. 冲（擦）洗会阴部。使用专用水盆及毛巾，臀下垫护理垫。平卧位双下肢屈曲，暴露会阴部。将浴巾盖在近侧下肢上。冲（擦）洗会阴部，女性按照大阴唇、小阴唇、肛门的顺序冲（擦）洗，男性按照阴茎、阴囊、会阴、肛门的顺序冲（擦）洗，其间反复清洗毛巾，擦洗至清洁无异味。

13. 清洗足部时更换洗脚盆，内盛半盆温水，双腿屈膝，暴露双足。将护理垫放至足下，然后将水盆放在上面。将一只脚浸没在水中，搓洗沐浴液并揉搓足部，然后洗净沐浴液，用浴巾擦干。再清洗另一只脚。

14. 撤除水盆、护理垫，盖好被子。

15. 根据需要涂抹润肤油，协助被照护者更换清洁衣裤。

四、注意事项

1. 在清洁前应关闭门窗，调节温度，避免被照护者受凉。

2. 调节水温时，喷头不可朝向被照护者身体，避免被照护者受凉或被烫伤。

3. 注意安全，让被照护者穿防滑拖鞋，以免滑倒。

4. 对一侧肢体活动受限的被照护者，在脱衣服的时候应先脱健侧，再脱患侧；穿衣服的时候应先穿患侧，再穿健侧。

5. 被照护者沐浴时间不可过长，水温不可过高，以免引起不适。

6. 在饱食或者空腹时均不宜沐浴或擦浴，以免影响食物的消化吸收或引起低血糖、低血压等不适。

7. 对于衰弱、有创伤和患有心脏病需要卧床休息的被照护者，不宜采用淋浴。

8. 为被照护者做清洁护理时应动作轻柔，减少身体不必要的暴露，保护被照护者的自尊。

9. 操作过程应遵循节力原则，减少体力消耗。

10. 尽量减少对被照护者的翻动，注意床旁保护，防止坠床。

11. 腋窝、腹股沟等皮肤皱褶处应擦洗干净。

12. 清洁过程中，随时询问和观察被照护者的反应，如有不适，应迅速停止操作。

13. 在移动被照护者的过程中，避免出现拖拉拽的现象，保护好被照护者的皮肤。

第四节　面部清洁照护技术

一、评估及准备

1. 被照护者评估

（1）整体情况：评估病情、意识状态、合作程度、沟通能力、对面部清洁的认知程度及习惯。

（2）局部情况：有无面部皮肤疾患、面部有无管路。

2. 环境评估　整洁、舒适、安静、安全，关闭门窗，调节室温至 22～26℃。

3. 照护师准备　洗净双手，戴口罩，准备物品。

4. 物品准备　毛巾 2 块、洗脸盆、水壶、电动剃须刀或者安全剃须刀、润肤油、面部清洁液、洗手液。

二、面部清洁操作步骤

1. 根据被照护者的皮肤和感触觉特点，选用柔软、轻薄的纯棉毛巾或者纱布毛巾洗脸。

2. 鼓励被照护者到洗手间独立进行面部清洁，可按照自己的习惯进行。

3. 无法独立洗脸的被照护者，可协助其完成力所能及的工作，如戴上围裙、解开衣领、挽起衣袖等。

4. 对卧床的被照护者，可将脸盆和毛巾等洗脸用具放到床旁，帮助其擦拭脸部，具体方法同床上擦浴法中擦洗面部。

5. 面部清洁时，如发现被照护者鼻腔分泌物干结，可先用湿毛巾湿敷片刻，待其软化后再慢慢去除。

6. 为男性被照护者修整胡须。

（1）携用物至被照护者床旁，做好解释工作，取得被照护者配合。

（2）协助被照护者取坐位或卧位，在颌下铺垫毛巾。

（3）剃须前用湿热毛巾敷面部胡须区域。

（4）照护人员一只手绷紧皮肤，另一只手拿电动剃须刀或安全剃须刀，按照从左到右、从上到下的顺序剃须。

（5）剃须后用毛巾擦拭剃须部位，做好清洁工作。

（6）涂擦润肤油护肤。

（7）整理用物，清洗毛巾。

三、注意事项

1. 面部清洁时按照被照护者的习惯，鼓励被照护者自行完成。

2. 清洗面部时动作轻柔，擦拭时注意眼部、鼻部及耳后的清洁。

3. 为带有面部管路的被照护者清洁时，固定好管路并保持通畅，注意观察管路周围的皮肤。

4. 对出现面部肿胀的被照护者，面部清洁时注意力度适宜，避免太过用力擦洗皮肤。

5. 剃须时，注意要绷紧皮肤，动作轻柔。使用非电动剃须刀，必要时使用剃须液。

6. 胡须较为坚硬时，可用温热毛巾多敷 5～10 分钟。

7. 剃须时要取得被照护者的配合，防止被照护者突然转动头部。若不慎刮破皮肤，应立即清洗并消毒伤口，然后用无菌创可贴覆盖伤口。

8. 照护人员要注意自己的手部卫生及剃须刀的消毒，避免损伤被照护者皮肤后引起感染。

第五节　手部清洁照护技术

一、评估及准备

1. 被照护者评估

（1）整体情况：评估病情、意识状态、合作程度、沟通能力、对手部清洁的认知程度及习惯。

（2）局部情况：有无手部皮肤疾患、手部有无运动受限。

2.环境评估　整洁、舒适、安静、安全，关闭门窗，调节室温至22～26℃。

3.照护师准备　洗净双手，戴口罩，准备物品。

4.物品准备　毛巾2块、洗手盆、水壶、润肤油、洗手液或香皂。

二、手部清洁操作步骤

1.携用物至被照护者床旁，协助其取坐位，与被照护者沟通，取得其配合。

2.对卧床的被照护者，可将脸盆和毛巾等用具放到床旁椅子上。

3.将被照护者的一只手放入洗手盆中，询问其有无不适、水温是否合适，轻轻分开手指，浸泡5分钟。

4.抬起被照护者一只手，在手心及手背涂抹香皂，按照手腕、掌心、手背、手指、指缝、指尖的顺序进行揉搓擦洗。

5.将手浸没在洗手盆中，反复多次洗净皂液并抬起擦干（图3-1-7）。

6.用同样方法洗净另一只手，必要时更换温水，直至冲洗干净皂液为止。

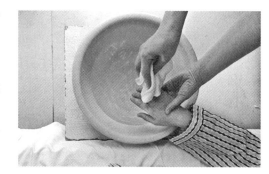

图3-1-7　卧床被照护者洗手

7.为被照护者修剪手指甲。

（1）在被照护者手下铺垫纸巾。

（2）一手握住被照护者一只手的手指，另一手持指甲刀修剪指甲，保留指甲长度1～1.5mm为宜，逐一修剪。

（3）用指甲锉逐一修理锉平指甲边缘的毛刺，保持指甲边缘光滑。

（4）整理用物，用纸巾包裹指甲碎屑，放入垃圾桶。

8.为被照护者双手涂抹润肤油。

9.整理用物，倾倒污水，清洗毛巾。

三、注意事项

1.对可独立进行手部清洁的被照护者，指导其自行完成。照护师可协助备好用物。

2.在手部清洁过程中，随时询问和观察被照护者的反应，如有不适，应迅速停止操作并给予相应处理。

3.注意水温不要太高，浸泡时间不宜过久，以免造成烫伤。

4.避免室温、水温过低，必要时关闭门窗，防止被照护者受凉。

5.照护人员及时清洁双手、更换污水，避免发生皮肤感染。

6. 被照护者手指甲较硬时，可用温水浸泡或温热湿毛巾包裹 5 分钟，再进行修剪。

7. 修剪完毕的指甲边缘应光滑、无毛刺。

8. 在修剪指甲的过程中与被照护者保持沟通，避免其身体突然晃动，或指甲刀太靠近皮肤，而剪伤被照护者。

第六节　足部清洁照护技术

一、评估及准备

1. 被照护者评估

（1）整体情况：评估病情、意识状态、合作程度、沟通能力、对足部清洁的认知程度及习惯。

（2）局部情况：有无足部皮肤疾患。

2. 环境评估　整洁、舒适、安静、安全，关闭门窗，调节室温至 22～26℃。

3. 照护师准备　洗净双手，戴口罩，准备物品。

4. 物品准备　毛巾 2 块、洗脚盆（内盛 38～40℃的温水）、香皂、润肤油、洗手液。

二、足部清洁操作步骤

1. 携用物至被照护者床旁，协助其取坐位，与被照护者沟通，取得其配合。

2. 对卧床的被照护者，可将洗脚盆和毛巾等用具放到床旁，具体方法同床上擦浴法中清洗足部（图 3-1-8）。

3. 将被照护者的双脚放入洗脚盆中，询问其水温是否合适，泡脚 10 分钟。

4. 抬起被照护者的一只脚，在脚底、脚面涂擦香皂，揉搓脚底、脚背、趾缝及脚踝处。

5. 将脚浸没在脚盆中，反复多次洗净皂液并抬起擦干。

6. 用同样方法洗净另一只脚，必要时更换洗脚水，直至冲洗干净皂液为止。

7. 检查双足趾甲是否需要修剪，方法同手部清洁照护中的修剪手指甲。

8. 为被照护者双脚涂抹润肤油，按从脚跟至脚趾的顺序涂抹均匀。

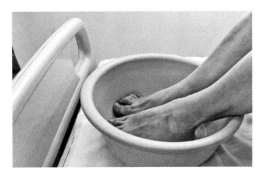

图 3-1-8　卧床被照护者足部清洗

9. 整理用物，倾倒污水，清洗毛巾。

三、注意事项

1. 对可独立进行足部清洁的被照护者，指导其自行完成。照护师可协助备好用物。

2. 使用专用洗脚盆，有真菌感染的被照护者，注意做好消毒隔离措施及用药指导。

3. 在足部清洁过程中，随时询问和观察被照护者的反应，如有不适，应迅速停止操作并给予相应处理。

4. 注意水温不要太高、浸泡时间不宜过久，以免造成烫伤。

5. 避免室温、水温过低，必要时关闭门窗，防止被照护者受凉。

6. 照护人员及时清洁双手、更换污水，以免造成皮肤感染。

7. 被照护者双足趾甲较硬时，可用温水浸泡或温热湿毛巾包裹 5 分钟，再进行修剪。

8. 修剪完毕的趾甲边缘应光滑、无毛刺。

9. 在修剪趾甲过程中与被照护者保持沟通，避免其身体突然晃动，或指甲刀太靠近皮肤，而剪伤被照护者。

第二章 职业模块十一 进食照护

一、评估及准备

1. 被照护者评估

（1）整体情况：评估病情、意识状态、认知水平、吞咽功能情况、被照护者与照护师配合程度、自理能力及肢体活动情况。

（2）局部情况：被照护者口腔状况、有无义齿，有无骨折、伤口，各种管路及其固定情况。

2. 环境评估

（1）安全床或椅子稳定、不易滑动，保护措施完好。

（2）房间环境安静、舒适、清洁、光线适宜，餐桌及餐具清洁，气氛轻松愉快。

3. 照护师准备 洗净双手，衣帽整洁。

4. 用物准备 餐具（碗、筷子、汤勺、吸管）和清洁用具（肥皂、毛巾、漱口杯），可调节高度的餐桌。

二、进食前的照护方法与步骤

1. 解释并协助被照护者洗手、漱口，必要时清洁口腔以促进食欲。

2. 协助被照护者采取舒适安全的进餐姿势。鼓励坐位进食，餐桌高度与被照护者的肘关节平齐（图 3-2-1）；卧床的被照护者采取床上坐位，或半坐卧位头转向一侧，床上摆放小桌进餐，必要时使用体位垫支撑并保持进食姿势，背部用宽大密实的靠枕支撑，上肢垫软枕放于床上餐桌，膝关节放小软枕保持屈曲，使身体舒适安全。

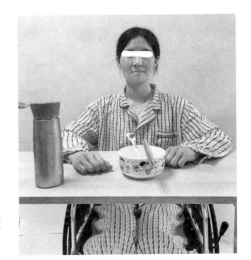

图 3-2-1 坐位进食

3. 将餐巾围于被照护者胸前，以保持衣服和被单的清洁，做好进食准备。

4. 妥善处置被照护者管路，防止其弯折和脱落，根据病情需要按照医嘱摆放进食姿势。

三、进食时的照护方法与步骤

1. 照护师洗净双手，衣帽整洁，依据被照护者的吞咽功能选择食物的种类和性状，食物的温度保持在 38～42℃，一般以正常人前臂掌侧下缘感觉食物不烫为宜。若进食时间较长，可随时将食物加热，避免过凉食物导致胃肠功能紊乱。

2. 鼓励被照护者自行进食，并将食物、餐具等放在伸手可及的位置，必要时照护师给予帮助。

3. 照护师及时有针对性地解答被照护者在饮食方面的问题，逐渐纠正其不良饮食习惯。告诉其细嚼慢咽，一般是一口吃完再喂下一口，必要时照护师检查口腔有无残留。观察有无恶心、呕吐、吞咽障碍等情况，避免发生食物噎呛。

4. 对不能自行进食者，照护师应根据其进食习惯（如进食的次序与方法等），耐心喂食。每次喂食的量及速度按被照护者的情况和要求而定，不要催促，以便于其咀嚼和吞咽。通常情况下，每次喂食 1/3～1/2 汤匙。饭和菜、固体和液体食物应轮流喂食。

5. 进食环境安静，不嘈杂，减少人员走动，不要看电视、手机等，精力集中利于食物消化。

四、进食后的护理方法与步骤

1. 进食后应及时撤下餐具，清理食物残渣，整理床单位。

2. 督促和协助被照护者饭后洗手、漱口，或为其做口腔护理，保持餐后的清洁和舒适，进食后尽量保持进食体位 30 分钟。

五、进食照护注意事项

1. 对双目失明或眼睛被遮盖的被照护者，除遵守上述喂食要求外，应告诉其喂食内容以增加其进食的兴趣，促进消化液的分泌。

2. 若被照护者要求自行进食，按时钟平面图放置食物，并告知其方向、食品名称，利于按顺序摄取，例如，6 点钟方向放饭，12 点钟方向放汤，3 点钟方向及 9 点钟方向放

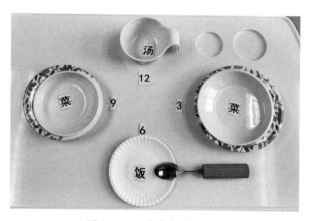

图 3-2-2　食物摆放位置

菜等（图3-2-2）。摆放食物时应告知感觉功能减退的被照护者温度较高的食物的摆放位置，以免造成烫伤。

3. 手功能障碍的被照护者自己进食困难，但如有意愿自行进食，可提供各种特殊餐具，满足被照护者的意愿，如加粗的餐具、带吸盘的碗碟等。

4. 被照护者认知功能减退，情绪变化，出现过食、拒食等现象，照护师可通过少食多餐、转移被照护者注意力等方式避免反复进食。拒食的被照护者可更换食物或是两餐之间增加点心，保证营养，必要时到医院就医。

5. 照护吞咽功能低下的被照护者进食时，应观察有无呛咳、噎食、误吸的发生，如若发生及时采用海姆立克法进行抢救。

6. 准备的食物要符合被照护者喜好，在保证色、香、味的情况下兼顾营养。遵医嘱制作被照护者的特殊饮食，如糖尿病餐、低盐低脂饮食等，保证治疗效果。

第三章 职业模块十二　家庭环境改造

一、定义

　　家庭环境改造，是指改变或改造一个家庭的环境，以增加其安全性、无障碍性、舒适性。这些改变可能是为了满足当前所需，也可能是为将来可能出现的需求进行规划。无论哪种方式，家庭环境改造都是基于个人的需求，目的是增强被照护者独立性。家庭环境改造可以采取各种形式，如更换或增加固定装置、改变或增加建筑结构、使用自动化的环境控制系统。改造可以很简单，例如，更换一个方便被照护者操作的门把手、浴室的扶手或在入口处增加坡道；也可能很复杂，例如，重建一个完整的浴室。但目的均是满足被照护者的无障碍和功能需求。家庭环境改造干预措施为整个生命周期的残疾人群提供安全、独立的住房环境。

　　康复照护师可以简单地推荐一些家庭适应性设备，以最大限度地减少环境对被照护者的影响，也可以通过更全面的家庭装修，满足被照护者对环境的需求，促进其参与活动，并尽可能保证独立性和安全性。

二、改造的实施过程

　　家庭环境改造过程包括评定需求、确定解决方案、实施解决方案、培训解决方案的使用，以及评定结果。家庭环境改造可能需要改变或增加结构，例如，考虑轮椅在卫生间的无障碍性，在为使用轮椅的人设计的浴室中，首要考虑的是要有足够的出入空间和移动空间。一个支持性的家庭环境对于被照护者参与家庭活动是很重要的，家庭环境改造除了提高残疾人的安全性和舒适度外，还能提升被照护者个人的社会价值。

　　入口、厨房和浴室是住宅单元中最关键的区域。下面描述的设计元素和特征并不详尽，但它提供了一个框架，以增加读者对通用设计的理解和应用。

（一）入口

　　许多住宅的入口都有一些常见的障碍，不平整的地面、楼梯、宽度不合适的门廊、门槛和狭窄的门口都会阻碍个人打开、进入和关闭入口（图 3-3-1）。通用设计的解决方案的关键是既要使轮椅使用者无障碍进出，也同样要有利于正常人在一些特殊条件（搬家、携带行李箱、操控婴儿推车、使用体育设备等）下容易进出。

一个理想的入口应该让带着助行器、手杖、轮椅或其他相关设备的人在开门时有足够的机动空间。去除门槛可以将跌倒的危险降低，对儿童、低视力者、行走障碍人群都是有利的。当修改现有入口时，创建无台阶入口的方法包括设计坡道、平台升降机。

1. 坡道　坡道是最常见的住宅无障碍设施改造（图 3-3-2）。它们的建造速度相对较快，成本也较低。如果坡道爬升高度超过 70cm，施工量就会变大并且造价也高。坡道应经过周密的规划，使其与住宅的风格相协调。

2. 平台升降机　平台升降机只占不到 2.8 平方米，可以避免坡道过长造成的空间问题。升降机应安装在遮蔽物下方以避免受到天气影响（图 3-3-3）。升降机的一个优点是它可以临时安装、拆卸。

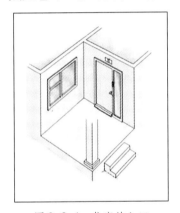 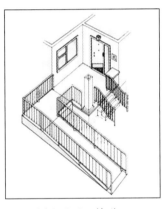 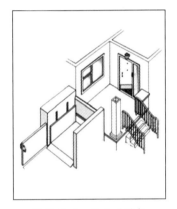

图 3-3-1　住宅的入口　　　　图 3-3-2　坡道　　　　图 3-3-3　平台升降机

（二）厨房

根据个人的需要和能力水平，并结合厨房的现状进行家庭环境改造是一个复杂的过程。然而，厨房的通用设计往往可以简化解决方案，图 3-3-4 展示了一款厨房的通用设计。

通用设计的特征是需要考虑不同高度的工作台，便于不同身高的人进行烹饪。例如，将食物、锅和盘子放在特定的高度范围内对被照护者有帮助，尤其是那些不能直立和上肢举起受限的被照护者。设计留有放置下肢空间的台面和水槽，则可以让坐在轮椅上的人更容易在台面上工作（图 3-3-5）。

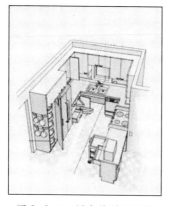

图 3-3-4 厨房的通用设计

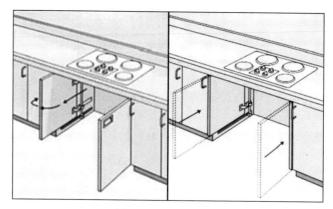

图 3-3-5 工作台设计

（三）浴室和卫生间

浴室和卫生间可能是家中最复杂、最危险的房间。其地面和墙面是坚硬的，通常还是潮湿的，并且缺乏足够的扶手或防滑表面（图 3-3-6）。虽然解决临时问题的辅助产品是可用的，但包括永久使用、美观和通用设计特性在内的改造可以增加浴室中所有常用装置的安全性及使用的方便性（图 3-3-7）。下面有空间的盥洗池可以使坐轮椅的人靠近盥洗池刷牙。这样的盥洗池通常为壁挂式，下方几乎没有储存空间。因此，没有提供放置洗漱用品和个人物品的位置。这对那些难以触及上方橱柜的人是一个问题。另外，轮椅在卫生间和浴室内安全移动，例如，轮椅在便器近旁回转（图 3-3-8）、轮椅在浴室空间内的回转（图 3-3-9）等，均需要在通用设计中考虑。

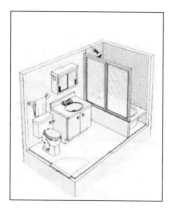

图 3-3-6 浴室加装
安全性装置前

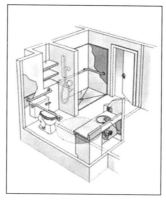

图 3-3-7 浴室加装
安全性装置后

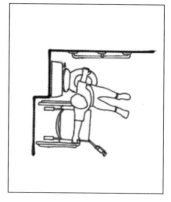

图 3-3-8 在卫生间内使
用轮椅的空间设计

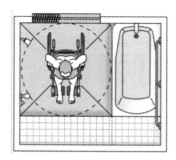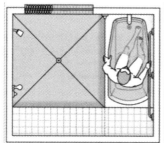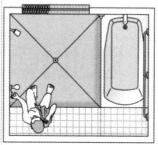

图 3-3-9　在浴室使用轮椅的空间设计

第四章

职业模块十三　穿衣照料

一、半失能人群的穿衣照料

（一）准备阶段

1.物品准备　需要准备的物品包括穿戴的衣裤、袜子和鞋，以及其他配饰，如帽子、围巾、领带等，如果需要，还应准备好自助具，如系扣器、穿袜器、穿衣钩等。

2.环境准备　室内温度和光线的调整、摆放衣物和配饰的平面的准备、被照护者的座椅高矮位置的调整。环境准备的目的是保证被照护者在安全、舒适的环境中进行穿衣活动。

3.人员准备

（1）被照护者自身的准备：坐位或立位平衡的维持，自助辅助被动运动放松僵硬或受限的肢体。

（2）照护者的准备：确保环境和物品准备到位，对于有平衡障碍和跌倒风险的被照护者，照护者应该站在能及时帮扶被照护者的位置。被照护者刚开始尝试自己穿衣时，照护者要保证时刻不离。在被照护者反复成功操作若干次后，确认被照护者无跌倒风险时，才可在无监督下让被照护者自己完成。

（二）操作阶段

1.穿套头衫

步骤1：被照护者坐直，患侧上肢支撑于床边或椅子边上，脚下有稳定的支撑，屈髋屈膝90°，准备穿衣服。

步骤2：衣服后侧朝上放置于大腿上，领子朝向远端。

步骤3：被照护者躯干向前倾，将袖子卷起来套进患侧上肢至肩膀处。

步骤4：躯干保持继续向前倾，健手拉住领口套进头。

步骤5：将健侧上肢穿进袖口。

步骤6：坐直，整理衣服，将衣服拉拽至腰间。

2. 脱套头衫

步骤1：被照护者坐直，患侧上肢支撑于床边或椅子边上，脚下有稳定的支撑，屈髋屈膝90°，准备脱衣服。

步骤2：躯干向前倾，健侧手抓住领口后侧。

步骤3：将衣服向上拽起，使头从领口钻出来。

步骤4：健手将患侧袖子褪至手腕处。

步骤5：患手固定住衣服，健侧上肢将健侧袖子褪下来。

步骤6：最后健手将患侧袖子完全褪下。

3. 穿衬衫

步骤1：被照护者坐直，患侧上肢支撑于床边或椅子边上，脚下有稳定的支撑，屈髋屈膝90°，准备穿衣服。

步骤2：衣服内面朝上放置于大腿上，领子朝向远端。

步骤3：健手将袖子卷起来，套入患肢，再将袖子拉至患侧肩膀。

步骤4：健手绕到头后，从领口处拽住衣服。

步骤5：健手顺着领口滑向健侧袖子上端。

步骤6：健手穿进袖子，并穿至肩膀处。

步骤7：健手单手系纽扣。

步骤8：坐直，整理衣服各部分，将衣服拉拽至腰间。

4. 脱衬衫

步骤1：被照护者坐直，患肢支撑于床边或椅子边上，脚下有稳定的支撑，屈髋屈膝90°，准备脱衣服。

步骤2：健手解开所有扣子。

步骤3：健手拉住患侧领子，将患侧袖子褪至肩膀以下。

步骤4：健手将健侧袖子完全褪下。

步骤5：健手绕到头后将衣服从背后褪下，并褪下患侧袖子。

5. 穿裤子

步骤1：坐下。如果是坐轮椅，则应锁定制动器，并将脚踏板抬起和/或转向外侧。将患侧下肢移向身体中线以保持平衡。

步骤2：抓住患侧的脚踝或小腿，将其抬起并放在健侧腿上，或者用双手抱住患侧下肢的膝盖，将其抬起并放在健侧腿上。

步骤3：将裤子拉到患侧腿上，但不要超过膝盖。

步骤4：分开双腿。

步骤5：将健侧腿穿进另一条裤腿里。

步骤6：保持坐姿。将裤子拉到膝盖以上，尽可能地拉高。

步骤7：为了防止裤子在站立时掉落，将患侧的手放入裤袋或将拇指放入腰带环，或者使用裤夹将裤子固定到衬衫上防止裤子滑下来，也可以直接穿带弹性腰带的裤子。

步骤8：最后站起来，将裤子向上拉过臀部，然后系上纽扣，拉上拉链。平衡不良的人可以在坐姿时通过左右移动将裤子拉过臀部，最后扣上扣子，拉上拉链。

6. 脱裤子

步骤1：保持坐位，解开裤子。

步骤2：站起来，让裤子自然下坠至膝盖以下。如果穿着带弹性腰带的裤子，被照护者要自行向下拽裤子。

步骤3：坐下来，将健侧下肢的裤腿褪下来。

步骤4：将患侧下肢交叉搭在健侧腿上。

步骤5：从患侧腿上褪下裤子。

步骤6：分开两条腿。

7. 穿袜子

步骤1：将患腿交叉放在健侧大腿上。如果被照护者柔韧性足够良好，可以将患腿的脚踝交叉放在健侧大腿上，这样更容易够到脚。

步骤2：将拇指和食指插入袜子顶部并展开手指，使袜口敞开。

步骤3：将脚趾滑入袜口。

步骤4：将袜子拉到位，并抚平褶皱。

步骤5：将患腿拿下来。

步骤6：健侧脚穿袜子也是以上同样的过程。

注意事项：不能交叉双腿的人可以在坐位把脚后跟放在前方的小凳子上，然后穿袜子。

8. 脱袜子

腿的放置与穿袜子时相同。用健侧手褪下袜子。

9. 穿脱鞋

步骤1：将患腿交叉放在健侧大腿上，如果被照护者柔韧性足够良好，可以将患腿的脚踝交叉放在健侧大腿上，这样更容易够到脚。

步骤2：给患侧脚穿鞋。

步骤3：将患腿拿下来。

步骤4：把健侧脚踝交叉放在患侧大腿上。

步骤5：给健侧脚穿鞋。

步骤6：健侧腿放下来。

（三）检查阶段

被照护者如果认知功能正常，可以自己进行穿衣后的检查。

1. 检查衣服的里外是否正确。

2. 检查是否扣好纽扣、拉上拉链，操作是否正确。

3. 检查鞋带是否系好。

4. 检查所穿衣服是否符合当时的气温和出席的场合。

5. 在镜子前进行最后的整理工作。

二、失能人群的穿衣照料

（一）准备阶段

1. 物品准备　需要准备的物品包括穿戴的衣裤、袜子和鞋，以及其他配饰，如帽子、围巾、领带等。

2. 环境准备　室内温度和光线的调整、放置衣物和配饰的平台的准备、被照护者的座椅或床的高矮位置的调整。环境准备的目的是保证被照护者在安全、舒适的环境中进行穿衣活动。

3. 人员准备　包括对被照护者体位的调整以及照护师自身的准备。

（二）操作阶段

1. 穿开衫

步骤1：做好解释工作，征得被照护者的同意并且获得配合。

步骤2：先将被照护者的一侧上肢穿进衣袖中，并将衣袖肩部穿到位。

步骤3：照护师的手在被照护者的穿衣侧肩部和髋部施加力量，将被照护者翻向对侧至半卧位，将衣服披在被照护者身后，铺平。然后将被照护者翻至仰卧位。这时，衣服已经在被照护者身下铺平。

步骤4：照护师的手在被照护者的未穿衣侧肩部和髋部施加力量，将被照护者翻向侧卧位，注意被照护者的上肢不要压在身下。

步骤5：将另一侧上肢穿进衣袖中，将被照护者翻身至仰卧位，为被照护者整理衣服并系好扣子。

2. 脱开衫

步骤1：做好解释工作，征得被照护者的同意并且获得配合。

步骤2：解开扣子，将衣服褪至肩膀下方，并交替从背后向臀部方向拉，衣领拉至肘关节处即可。

步骤3：照护师一手扶住被照护者一侧肘部，一手将衣袖褪下。

步骤4：将被照护者向未脱衣服一侧翻身，将衣服垂在床面上堆叠，再将被照护者翻至仰卧位。

步骤 5：将被照护者向已脱衣服一侧翻身，将剩下的袖子褪下。将被照护者翻至仰卧位。

3. 穿套头衫

步骤 1：做好解释工作，征得被照护者的同意并且获得配合。

步骤 2：将被照护者双上肢穿进相应的袖子中，并将袖子拉到肘部以上。

步骤 3：将被照护者双上肢上举过头，将领口套进头部。

步骤 4：将衣服下摆向下拉，并将领口和袖子整理舒适。

4. 脱套头衫

步骤 1：做好解释工作，征得被照护者的同意并且获得配合。

步骤 2：将被照护者双上肢向上举过头顶，将衣服下摆向上卷起来，卷过头顶，将头部从衣领处伸出。

步骤 3：将双上肢从袖子中褪出来，将双上肢放回身体两侧。

5. 穿裤子

步骤 1：做好解释工作，征得被照护者的同意并且获得配合。

步骤 2：将一侧裤管从裤腿处像穿袖子一样穿在照护师胳膊上，手从裤腰处伸出来，并用手抓住相应一侧的被照护者脚踝，另一只手将裤腿穿在被照护者的腿上，将被照护者足部露出来，堆叠在被照护者的脚踝处。

步骤 3：用同样的方法穿上另一条裤腿。将两侧的裤腿交替向上提到大腿根处。

步骤 4：将被照护者下半身翻向一侧，把抬起侧的裤子向上拉至臀部，再将被照护者翻回至仰卧位。

步骤 5：另一侧用同样的方法穿至臀部。

步骤 6：继续两侧交替翻身将裤子穿到腰部。

步骤 7：整理裤子，系扣子。

6. 脱裤子

步骤 1：做好解释工作，征得被照护者的同意并且获得配合。

步骤 2：用交替翻身的方式将裤腰褪至大腿根处。

步骤 3：交替将裤腿向下褪至脚踝处。

步骤 4：交替将裤子褪下。

（三）注意事项

1. 穿脱完毕后，检查被照护者的面部表情有无不适。

2. 注意在穿脱过程中被照护者肢体是否存在反关节或者其他不正常的地方。

3. 注意穿脱衣物过程中的保暖。

4. 建议穿宽松舒适的衣物。

职业模块十四 排泄照料

第五章

第一节 简易通便法

简易通便法包括开塞露通便法、甘油灌肠通便法等，目的是用简易的方法为排便困难的被照护者解除便秘困扰。

一、评估及准备

1.被照护者评估

（1）整体情况：评估病情及排便情况、意识状况、皮肤情况、认知水平、配合程度、自理能力及肢体活动情况等。

（2）局部情况：有无骨折、伤口，各种管路及其固定情况等。

2.环境评估

（1）安全床保持稳定、不易滑动，床闸闭合状态，床档完好。

（2）房间温湿度适宜，光线明亮，空气清新，门窗关闭。

3.照护师准备 洗净双手，戴口罩，准备物品。

4.物品准备 根据情况准备20ml开塞露（图3-5-1）或60ml甘油灌肠剂（图3-5-2）、橡胶手套、卫生纸、便盆等。

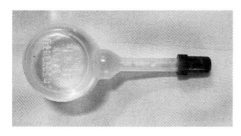
图 3-5-1 开塞露

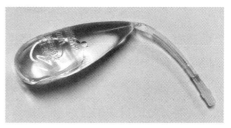
图 3-5-2 甘油灌肠剂

二、开塞露通便方法

1.携开塞露至床前，向被照护者解释开塞露通便的目的和过程，征得同意。

2.取下开塞露的瓶帽，无瓶帽的可将封口端剪去，照护师触摸剪后的开口有无毛刺，避免刺伤直肠黏膜，先挤出少许药液于卫生纸上，滑润开口处。

3.协助取左侧卧位，脱裤子至臀下，一手分开臀裂暴露肛门，嘱被照护者深呼吸，一手将开塞露的细端全部轻轻插入肛门内，然后将药液全部挤入，退出开塞露药瓶。

4.为被照护者擦净肛门处，用卫生纸按压肛门处3～5分钟，协助被照护者平卧，尽量保留药液5～10分钟，以刺激肠蠕动、软化粪便，达到通便目的。

5.操作后整理用物，洗净双手，必要时协助排便，记录用药情况和用药后排便情况。

三、甘油灌肠通便方法

1.携甘油灌肠剂至床前，向被照护者解释甘油灌肠剂通便的目的和过程，征得同意。

2.取下瓶帽，无瓶帽的可将封口端剪去，照护师触摸剪后的开口有无毛刺，避免刺伤直肠黏膜，先挤出少许药液在卫生纸上，滑润开口处。

3.协助取左侧卧位，脱裤子至臀下，一手分开臀裂暴露肛门，嘱被照护者深呼吸，一手将甘油灌肠剂的细端全部轻轻插入肛门内6～10cm，然后挤压，将60ml药液全部挤入，退出甘油灌肠剂药瓶。

4.为被照护者擦净肛门处，用卫生纸按压肛门处3～5分钟，协助被照护者平卧，尽量保留药液5～10分钟，以刺激肠蠕动、软化粪便，达到通便目的。

5.操作后整理用物，洗净双手。必要时协助排便，记录用药情况和用药后排便情况。

四、注意事项

1.根据被照护者大便排泄情况与现实条件选择使用不同的简易通便法。

2.操作前要仔细询问、观察有无痔疮及肛裂等情况。

3.操作时动作要轻柔，不要暴力将开塞露放入肛门内，防止损伤。

4.正确使用便器，将扁平端朝向被照护者的头部方向，高窄端朝向脚的方向，避免方向错误。平卧时嘱被照护者屈膝，脚用力踩床面，抬高臀部安置便盆；侧卧时将便盆紧贴臀部，手扶一侧便盆下压，协助被照护者平卧。取出时动作相反。注意扶稳便盆，以免侧翻，使污物溅出。

5.体力较弱的被照护者排便时，应辅助其稳妥地坐于便器上，手扶固定的扶手或支撑物，必要时协助自理困难的被照护者清洁局部或给予冲洗。

第二节 男性集尿器使用操作

为男性被照护者使用集尿器、尿袋（或保鲜袋）是维护被照护者隐私、避免尿失禁造成皮肤损伤和失禁性皮炎的有效方法。

一、评估及准备

1. 被照护者评估

（1）整体情况：评估病情及排尿情况、意识状况、皮肤情况、认知水平、被照护者的配合程度、自理能力及肢体活动情况等。

（2）局部情况：有无骨折、伤口，各种管路及其固定情况等。

2. 环境评估

（1）安全床保持稳定、不易滑动，床闸闭合状态，床档完好。

（2）房间温湿度适宜，光线明亮，空气清新，关闭门窗。

3. 照护师准备 洗净双手，戴口罩，准备物品。

4. 物品准备 根据情况准备集尿器、尿袋（或保鲜袋）、别针、橡胶手套、卫生纸等。

二、集尿器使用方法

1. 携集尿器及尿袋（图3-5-3）至床前，向被照护者解释使用集尿器的目的和过程，征得同意。

2. 解开裤带，脱裤子至膝部，暴露阴茎，集尿器套入阴茎，松紧度以容纳两个手指为宜，将腰带固定于腰部。

3. 尿袋用别针固定在床边，低于尿道口。

4. 整理床单位，收拾用物。

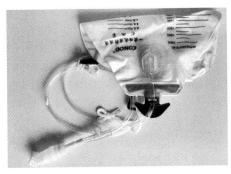

图 3-5-3 集尿器

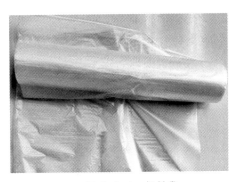

图 3-5-4 保鲜袋

三、保鲜袋使用方法

1. 携保鲜袋至床前（图3-5-4），向被照护者解释使用保鲜袋的目的和过程，征得同意。

2. 解开裤带，脱裤子至膝部，暴露阴茎，将保鲜袋两边边缘卷起套入阴茎，保鲜袋的两端系起，松紧度以容纳2手指为宜。

3. 间隔一段时间检查保鲜袋内是否有尿液，根据储存尿量及时更换。

4. 整理床单位，收拾用物。

四、注意事项

1. 使用集尿器或保鲜袋需保持会阴清洁，避免尿液刺激皮肤。

2. 操作轻柔，防止损伤阴茎，尤其是搬运被照护者时。

3. 随时观察固定部位，防止发生保鲜袋口系得过紧造成血液循环障碍或系得过松尿液遗洒。

第三节　纸尿裤更换操作

为尿失禁的被照护者更换纸尿裤，避免因尿失禁引发皮肤损伤、失禁性皮炎。

一、评估及准备

1. 被照护者评估

（1）整体情况：评估病情及排尿情况、意识状况、皮肤情况、认知水平、配合程度、自理能力及肢体活动情况等。

（2）局部情况：有无骨折、伤口，各种管路及其固定情况等。

2. 环境评估

（1）安全床保持稳定、不易滑动，床闸闭合状态，床档完好。

（2）房间温湿度适宜，光线明亮，空气清新，关闭门窗。

3. 照护师准备　洗净双手，戴口罩和手套，准备物品。

4. 物品准备　水盆（内盛35～39℃的清水）、毛巾、纸尿裤。

二、纸尿裤使用方法

1. 携清洁用具至床前，向被照护者解释更换纸尿裤的目的和过程，征得同意。将毛巾放入热水盆中，放在床旁，纸尿裤摊开对折拉松，放床尾备用。

2.解开裤带，脱裤子至膝部，打开纸尿裤暴露会阴并清洁。协助被照护者侧卧，将一侧用过的纸尿裤折叠到臀下，用毛巾轻轻擦拭暴露的皮肤，将新的纸尿裤对折，一半于臀下，将另一半平整摊开。

3.将被照护者翻转至另一侧，轻柔撤下旧的纸尿裤，清洁皮肤后将新的纸尿裤打开并铺平整。

4.将被照护者翻转至仰卧位，将纸尿裤两侧经腹部轻柔拉起依次粘好，松紧度以能容纳两指为宜。确保弹性褶边朝外。

5.整理床单位，收拾用物。

三、注意事项

1.合理安排饮水量及时间，避免饮用咖啡、高渗饮品等。

2.掌握被照护者排尿规律，及时更换纸尿裤，避免会阴部长时间浸泡在尿液中。

3.每次更换纸尿裤时观察其周围皮肤的情况，防止失禁性皮炎及硌伤、擦伤等的发生。必要时涂抹润肤油保护皮肤。

第六章 职业模块十五 睡眠照料

第一节 基础睡眠照护技术

一、评估及准备

1.人员准备

（1）照护师着装整洁，用七步洗手法清洁双手。

（2）评估被照护者的意识、合作情况、肢体活动度，身体有无留置管路，有无睡前用药，有无身体不适，评估床铺、被褥是否适合。

（3）被照护者洗漱、排大小便完毕，做好睡前心理准备。

2.物品准备　根据季节备床褥、棉被、毛毯等，必要时备 3～5 个软枕或体位垫。

3.环境准备　整洁、安静、舒适、安全，关闭门窗，闭合窗帘。

二、睡眠照护的操作步骤

1.与被照护者解释操作目的、方法，询问被照护者睡眠习惯、对床铺及环境温湿度有无特殊要求。

2.关闭门窗，闭合窗帘，检查床单位，展开被褥平铺，拍松枕头。展开被子，呈"S"形折叠至对侧。

3.将室内空调或暖气开关调整为适宜睡眠的温湿度，夏季保持在 26～30℃，冬季保持在 18～22℃，相对湿度 50%～60% 为宜。关闭照明灯光，开启夜灯或地灯。物品布局合理。

4.协助被照护者转移至床。

（1）协助被照护者站立：照护师的双膝抵住被照护者的双膝，双手臂环抱被照护者的腰部，被照护者身体前倾于照护师肩部。

（2）照护师以身体重心垂直线为轴转动，将被照护者移动到床沿并协助其坐稳。

5.协助被照护者呈睡眠体位。

（1）协助被照护者脱下鞋袜、裤子。将被照护者的双腿移至床上放好，再协助其脱衣服。被照护者一侧肢体活动不便时，为其脱衣物时应先脱健侧，再脱患侧。

（2）使用体位垫或协助被照护者取舒适体位，盖好被子，拉好床档。常用体位垫为三角垫（图3-6-1）。

6.整理好不用的物品，关闭灯和房门。

7.每2小时巡视一次被照护者的房间并观察其睡眠情况。

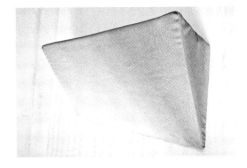

图3-6-1 三角垫

三、注意事项

1.为促进被照护者睡眠，照护师应为其做好晚间护理工作，如协助其洗漱、排便、选择舒适的睡衣等。

2.照护师可根据被照护者的睡眠习惯，为其安排适宜的睡眠环境，以形成良好的睡眠规律。

3.对服用安眠药的被照护者要密切观察其药物反应，以防发生意外。

4.协助被照护者翻身或改变体位时，需注意动作轻稳。

5.操作过程中需注意保暖，避免被照护者受凉。

第二节 无创呼吸机的使用

无创呼吸机（图3-6-2）使用时无须建立侵入性或有创性的人工气道（气管插管或气管切开），只需通过鼻面罩、口鼻面罩等将被照护者与呼吸机连接来完成辅助通气，此项工作需在医务人员指导下进行操作。

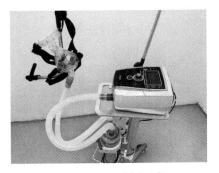

图3-6-2 无创呼吸机

一、评估及准备

1. 人员准备

（1）照护师着装整洁，评估被照护者的合作能力，向被照护者及家属解释操作目的。

（2）被照护者符合无创呼吸机使用适应证，无禁忌证。使用无创呼吸机前，应避免过饱饮食。

2. 物品准备　呼吸机、面罩、蒸馏水或灭菌注射用水。

3. 环境准备　环境安静，温湿度适宜。

二、无创呼吸机的使用方法

1. 清除被照护者口、鼻腔内的分泌物。

2. 协助被照护者取舒适体位，一般为半卧位，床头抬高30°～45°，头部可以稍仰起。

3. 在湿化器内加入蒸馏水或灭菌注射用水，注意不得超过水位线。

4. 安装湿化器，连接呼吸机管路，连接氧源。

5. 连接电源，打开呼吸机，调节到适合的湿度和温度。遵医嘱选择模式和参数。

6. 调整好呼吸模式及参数后，使呼吸机呈待机状态，此时不要启动呼吸机送气。

7. 在呼吸机待机状态下为被照护者佩戴好面罩（图3-6-3），随即连接管路启动呼吸机送气。

8. 启动呼吸机通气后，需在床旁观察被照护者的耐受情况及心率、血氧等半小时以上。

9. 整理好用物。

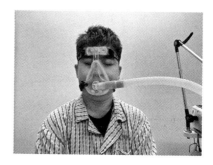

图 3-6-3　无创呼吸机面罩佩戴

三、注意事项

1. 通常不得自行改变呼吸机的参数，在使用前需由医护人员确认调整到合适的参数。

2. 使用前需检查无创呼吸机管路、湿化器是否漏气。

3. 选择合适的面罩，佩戴面罩需松紧适宜。一般以能插入两个手指为宜。佩戴好面罩之后再启动呼吸机进行通气。此外，需观察皮肤的状态避免压力性损伤。

4. 湿化器中的液面不可以超过水位线。在使用过程中，还要注意管道内的冷凝水不可以倒流到湿化器中。

5. 呼吸机放置于干燥通风的地方，避免阳光直射，以免损坏。定期维护和检修无创呼吸机。

第七章 职业模块十六　轮椅移动

一、评估及准备

1.被照护者评估

（1）整体情况：评估年龄、意识状态、合作程度、沟通能力、坐位平衡能力。

（2）局部情况：有无背部、臀部、腿部伤口等。

2.环境评估　环境整洁、宽敞、安全。

3.照护师准备　衣、帽、鞋穿戴好，告知被照护者准备将其移到轮椅上，让被照护者做好身心准备。

4.物品准备　将轮椅推至床旁，将脚踏板向上翻起。

二、轮椅转移的操作步骤

1.辅助转移

（1）照护师用自己的膝和足固定被照护者的膝和足，双手握住被照护者的腰带或托住双髋，或一只手置于髋下，另一只手置于肩胛部向上提。

（2）被照护者用健手支撑在扶手上，照护师用力站起，以健侧下肢为轴转身坐在轮椅上。

2.被动转移

两人转移四肢瘫痪或失能被照护者：一位照护师站在被照护者身后，双手从其腋下伸出，抓住被照护者交叉的前臂；另一位照护师站在被照护者的侧面，一只手放于被照护者大腿的下方，另一只手放在小腿的下方，两人同时抱起被照护者并移向轮椅。

三、推轮椅的操作步骤

1.照护师应眼看前方，观察路面情况后再推动轮椅，推轮椅前应先告知被照护者，并确认被照护者的手未放在轮子上，肘部未伸出扶手外，脚放在脚托上，躯干不稳定者系好安全带。在推动轮椅时避免脚轮方向与大车轮垂直，以免翻倒。

2.推轮椅上坡时一定要朝前方直行，下坡时最好让被照护者面朝后，并控制好大车轮的速度。

3.推轮椅上台阶时，可将轮椅正对台阶，用脚踩下倾倒杆使脚轮离地，将脚轮放在台阶上，再上抬大车轮即可；或者把轮椅背向台阶，照护者抬起脚轮，将轮椅退到台阶处，双手同时用力上提即可。

4.推轮椅下台阶时，可将轮椅朝向前方，先使轮椅后倾，然后边向前推动轮椅边使大车轮慢慢落到地面，再放下脚轮；或者将轮椅背向台阶，即照护者自己先下台阶，使轮椅缓慢倾斜从台阶上落下，再抬起脚轮向后方移动，使脚轮落到地面。

5.推轮椅上、下楼梯，最好两人完成。

（1）上楼梯时，先把轮椅推至楼梯口，将轮椅背向楼梯，后倾轮椅，上方的照护师紧握手推把，下方的照护师双手握住两侧的扶手前部下方，同时用力使轮椅在楼梯上逐级滚动。

（2）下楼梯时，将轮椅正对楼梯，后倾轮椅至平衡点并向前推到楼梯边缘，与上楼梯同样控制轮椅，同时用力使轮椅在楼梯上逐级滑落。

四、注意事项

1.检查轮胎是否亏气、漏气。

2.检查各部位固定螺栓是否松动。

3.不可快速推动轮椅。

4.在被照护者上下轮椅时，确保轮椅车闸处于关闭状态。

5.在被照护者上下轮椅时，不要蹬踏脚踏板。

第四部分

家庭护理

第一章 职业模块十七 急救操作

第一节 海姆立克急救法

海姆立克急救法是用于因气道异物梗阻导致窒息的一种急救措施。

一、评估及准备

1. 被照护者评估

（1）整体情况：评估意识情况、肢体活动情况、异物梗阻情况等。

（2）局部情况：有无胸部骨折、外伤等。

2. 环境评估

（1）病床功能良好，周围无安全隐患等。

（2）环境宽敞整洁。

二、海姆立克急救法救助步骤

1. 发现被照护者在进食过程中突然出现声音嘶哑、表情痛苦、呼吸困难、面色发绀、窒息等情况，应立即采用海姆立克急救法急救。

2. 照护师站在被照护者身后，单脚放于被照护者两腿之间，双臂环绕其腰部，使其头和上身前倾，照护师左手握拳，拇指紧顶剑突下，右手交叠握住左拳，快速向内向上挤压腹部，排出异物，直至被照护者呼吸恢复正常（图4-1-1）。

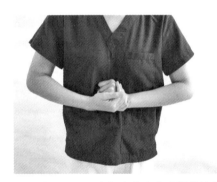

图 4-1-1 海姆立克急救法操作姿势

三、海姆立克急救法自行救助步骤

当被照护者身边无他人照护时，突然发生食物进入气道引起窒息，此时应立即就近寻找椅子、棉垫等物品，将棉垫放在椅背上，胃部向椅背撞击、挤压，增加腹压以便于排出异物。若身边没有椅子或棉垫，可就近寻找床尾、床档、桌子等凸起处，将胃部向其撞击、挤压促使异物排出。

四、注意事项

1. 对于无意识及卧床的被照护者，立即协助其呈俯卧位，头低脚高，挤压腹部排出异物。

2. 对于肥胖及妊娠者，按压胸骨下半部分，可达到同样效果。

3. 进行海姆立克急救效果不佳时可同时利用负压吸引吸出气道异物。

4. 及时通知专业医务人员，必要时进行气管插管。

第二节 心肺复苏急救法

心肺复苏（CPR）是用于因突发疾病导致的心脏骤停的一种紧急医疗措施。心肺复苏包括胸外按压、开放气道、人工呼吸等。

一、评估及准备

1. 被照护者评估

（1）整体情况：评估病情、意识情况、自主呼吸情况等。

（2）局部情况：有无胸部骨折、外伤情况等。

2. 环境评估

（1）床闸性能良好，周围环境安全，无车辆、火灾、水灾隐患等。

（2）周围环境宽敞、无人员聚集、空气流通性良好等。

3. 照护师　立即急救并拨打120急救电话。

4. 准备用物　按压板、简易呼吸器等。

二、心肺复苏急救步骤

发现被照护者突然出现意识丧失、呼叫不应答等情况立即准备进行心肺复苏急救。

1. 评估周围环境确保安全后，尽量就地急救，减少搬运。

2. 判断意识　双手用力拍被照护者双肩，贴近其耳旁大声呼叫其名字，若呼叫无应答，可判断其失去意识，立即进行急救。

3. 摆心肺复苏急救体位　使被照护者平卧，解开其衣领、腰带，暴露出前胸皮肤。

4. 检查呼吸及动脉搏动情况　照护师在被照护者身体右侧，右手食指和中指并拢、伸直，其余手指弯曲收拢在手心，两指从气管的正中位置向近侧下方滑动 2～3cm（即颈动脉搏动

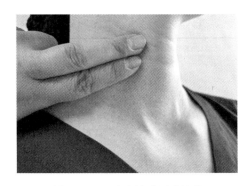

图 4-1-2　动脉搏动测试姿势

处）（图 4-1-2），判断有无颈动脉搏动，同时脸颊贴近被照护者鼻子，感受有无自主呼吸，双眼环顾肢体有无活动情况。判断时间不超过 10 秒。

5. 若判断无颈动脉搏动、无自主呼吸、无肢体活动，记录时间，请周围人员拨打 120 急救电话。

6. 立即进行胸外按压　若是床上平卧位，需在被照护者身下垫按压板，按压板上缘与双肩平齐。若是地面平卧位，则不需要垫按压板，直接进行胸外按压。按压部位为两乳头连线中点，将左手手掌根紧贴按压部位，右手交叠放于左手之上，右手手指交叉握住左手，左手手指向上翘起，双臂位于胸骨正上方，肘关节伸直，利用自身上身重量垂直下压，下压深度以胸骨下陷 5～6cm 为宜。下压后迅速收回下压力量，等待胸骨完全回弹后再次按压，按压频率至少 100 次 / 分钟。

7. 清理呼吸道　将被照护者头部偏向一侧，取下义齿，清除口腔分泌物。

8. 开放气道　使用压额抬颏法，一手压住额头，一手抬起下颏，充分开放气道。

9. 人工呼吸

（1）嘴对嘴人工呼吸：照护师在被照护者头部右侧，左手捏住其鼻子，右手打开口唇，嘴对嘴进行人工呼吸，吹气两次，以见胸廓起伏为宜。

（2）在有简易呼吸器的情况下，使用简易呼吸器进行人工呼吸。照护师在被照护者头端，将简易呼吸器面罩尖端朝向鼻子部位，严密贴合面部皮肤，防止漏气，左手 EC 手法固定面罩，右手挤压气囊送气，吹气两次。每次吹气持续至少 1 秒，吹气和放气时间比为 1：1，吹气量以可见胸廓充分起伏为宜。

10. 再次进行胸外按压　胸外按压与人工呼吸次数比为 30：2，以此循环操作，直至呼吸及心跳恢复或专业人员接手为止。

三、注意事项

1. 进行急救措施前，必须确保周围环境安全，尤其是室外环境。

2. 人工呼吸时，照护师需要完全包含被照护者口唇，以保证有充足气量到达肺部。

3. 若被照护者在床上卧位时，急救时需要放下床档及床头。

第一章 职业模块十八 体征观测

第一节 体温测量

　　测量体温的常用部位有口腔、腋下和直肠，照护师根据被照护者的情况选择其中一个检测部位，一般情况采用腋下测量。

一、评估及准备

　　1.人员准备　照护师着装整洁，用七步洗手法清洁双手；评估被照护者的合作能力，确保其30分钟之内没有饮食、运动、面部热（或冷）敷；向被照护者及家属解释操作目的，测量并记录体温，判断是否有异常，为诊断或治疗疾病提供依据。

　　2.物品准备

　　（1）体温计的消毒与准备：目前常用的体温计有水银体温计、电子体温计、红外线耳道体温计等。个人单独使用的体温计，每次使用后用冷水冲洗擦拭备用。公用水银体温计的消毒方法：将使用后的体温计放入盛有消毒液的容器中浸泡，5分钟后取出，清水冲洗，晾干备用。最常用的消毒液为75%酒精或含氯（200mg/L）的消毒液。测量前用手腕力量将水银柱甩到35℃以下。

　　（2）其他：弯盘、洗手液、凡士林或肥皂液、纱布3块、记录本、记录笔、有秒针的表。

　　3.环境准备　室内光线充足，温度适宜，适合操作，注意保护被照护者的隐私。

二、腋温的测量方法

　　1.检查腋下皮肤有无破损或者出汗，出汗者需擦干汗液后再行测量。

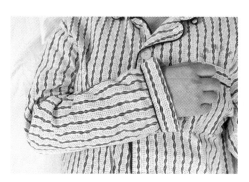

图 4-2-1　腋温测量

2.将体温计水银端紧贴皮肤放入腋窝深处，屈臂夹紧体温计（图 4-2-1）。

3.测量 5 分钟后将体温计取出读数并做好记录。

三、注意事项

1.使用水银体温计前应清点体温计的数量，检查有无破损，定期检测体温计的准确性。

2.腋下测量体温时，需要夹紧体温计。腋下有创伤或手术、肩关节受伤、极度消瘦者不选择测量腋温。

3.如果腋窝有热水袋或者冷水袋，应在去掉 30 分钟后方可进行测量。

4.危重、躁动的老年被照护者测体温时，应设专人守护，防止发生意外。

5.测量时应避免影响体温测量的各种因素，如运动、进食、冷热敷、洗澡、坐浴、灌肠等。若发现体温与病情不符时，要查找原因，予以复测。

第二节　呼吸测量

呼吸是借助膈肌和肋间肌的收缩和松弛来完成的，可通过观察胸廓和腹壁的起伏来测量呼吸的频率、节律等。

一、评估及准备

1.人员准备　照护师着装整洁；评估被照护者的合作能力，确保被照护者 30 分钟之内没有做过剧烈运动；向被照护者及家属解释操作目的。

2.物品准备　带秒针的计时器、记录本、记录笔，必要时准备棉花。

3.环境准备　室内光线充足，温度适宜，适合操作。

二、呼吸的测量方法

1.协助被照护者取自然体位，在情绪稳定时观察其胸部或腹部的起伏次数，一吸一呼为一次，观察 30 秒，次数乘以 2 即为被照护者的呼吸频率（图 4-2-2）。

2.如果被照护者是危重病人，呼吸微弱而不易观察，可用少许棉花置于其鼻孔前，

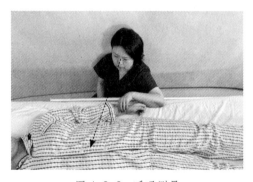

图 4-2-2　呼吸测量

观察棉花被吹动的次数，1 分钟后记录被照护者的呼吸频率。

三、注意事项

1. 测量呼吸频率的同时，还应注意观察呼吸的节律、深浅度及呼出气体的气味等，如果发现呼吸不规则，应测量至少 1 分钟。同时，注意观察被照护者的表情，以及口唇、皮肤、黏膜的颜色。

2. 测量呼吸前被照护者应避免剧烈活动、情绪波动等情况，如有则需安静休息 30 分钟后再进行呼吸测量。

3. 由于呼吸受意识控制，故测量呼吸前不必过多解释，在测量过程中让被照护者维持自然状态即可，以保证测量的准确性。

第三节　脉搏测量

临床上最常用的测量脉搏的部位是桡动脉，也可测量颞动脉、颈动脉、足背动脉等的脉搏。

一、评估及准备

1. 人员准备　照护师着装整洁，用七步洗手法清洁双手，必要时可以戴手套；评估被照护者的合作能力，确保其处于安静状态且 30 分钟之内没有剧烈运动；向被照护者及家属解释操作流程和目的。

2. 测量部位和物品的准备　观察被照护者桡动脉处的皮肤是否完好。需要准备的物品有带秒针的手表、记录本、记录笔和手消毒剂。

3. 环境准备　室内光线充足，温度适宜，适合操作，必要时关闭门窗，注意保护被照护者的隐私。

二、桡动脉测量脉搏的方法

1. 协助被照护者采取舒适的姿势（平卧或坐位），嘱其不要紧张，保持身心放松，手腕放置舒适（放于床或桌面上）。

2. 照护师食指、中指和无名指并拢，将三指的指腹平放于桡动脉近手腕处，调整施加的压力，以能清楚地触摸到桡动脉的搏动为宜（图 4-2-3）。

3. 记下手表上秒针位置的同时开始计数动脉搏动的次数。如果被照护者的动脉搏

动规律，则测量时间为 30 秒，然后将测得
的数值乘以 2，即为被照护者的脉搏频率；
如果被照护者的动脉搏动不规律，则测量时
间必须达到 1 分钟。在测量脉搏频率的同时
还应注意脉搏的节律、强度。

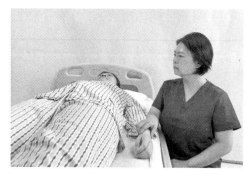

图 4-2-3　桡动脉测量脉搏

三、注意事项

1. 请勿用拇指测量脉搏，因为拇指本
身的动脉搏动较强，容易与被照护者的脉搏
混淆。

2. 左右桡动脉脉搏均需测量，以做对比。

3. 动脉搏动弱不易触摸时，应改为测量心率，测量时间为 1 分钟。

4. 如果被照护者是偏瘫者，则应选择测量健侧肢体的脉搏。

5. 在测量脉搏的过程中，如果发现脉搏过快或过缓、间歇脉、短绌脉等异常脉搏，
应及时与医护人员沟通，调整或完善照护措施。

第四节　血压测量

常见的血压计有电子血压计和水银血压计。电子血压计是目前居家最常用的测量
血压的工具。

一、评估及准备

1. 人员准备　照护师着装整洁；评估被照护者的合作能力，确认被照护者在测量
血压 30 分钟之内没有做过运动、喝咖啡或者饮酒；向被照护者及家属解释操作目的。

2. 物品准备　血压计、听诊器、酒精棉片、手消毒剂、记录本、记录笔。

3. 环境准备　室内光线充足，温度适宜，适合操作，必要时关闭门窗，注意保护
被照护者的隐私。

二、电子血压计的使用方法

1. 协助被照护者脱去厚重衣物，取坐位或仰卧位，手臂自然放于身体两侧。选取
一侧手臂，卷起上臂衣袖，伸直肘部，手掌向上。肱动脉与心脏保持在同一水平线，

仰卧时平腋中线，坐位时平第四肋间。

2. 将袖带平整地缠于上臂中部，袖带下缘距肘窝 2~3cm，松紧以能放入一指为宜。

3. 打开开关测量血压。

4. 根据要求准确记录血压的数值，读血压数值时，应先读收缩压，后读舒张压（图 4-2-4）。

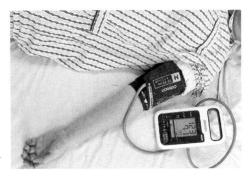

图 4-2-4 电子血压计的使用方法

三、注意事项

1. 对于高血压被照护者，监测血压时应做到"四定"，即定时间、定部位、定体位、定血压计，就是要在每天相同的时间、相同的部位、相同的体位使用同一血压计来测量血压，以确保测得数值的准确性及可比性。

2. 定期充电、校准血压计，定期查看袖带是否漏气等。

3. 袖带松紧适宜。缠袖带时应松紧合适，过紧会使血管在袖带未充气前已经受压，测得的血压值偏低；过松则使袖带呈气球状，导致有效测量面积变窄，测得的血压值偏高。

4. 如果被照护者是一侧肢体不灵活者，测量血压时应选择健康的一侧，因为不灵活侧肢体会有血液循环障碍，不能真实地反映血压的动态变化。

第三章 职业模块十九 护理协助

第一节 血糖仪

血糖仪作为糖尿病患者常用的仪器，可以方便、快捷地帮助糖尿病患者监控血糖水平，评估血糖控制程度，从而调整药物剂量。

一、评估及准备

1. 被照护者评估

（1）整体情况：评估病情、皮肤情况、认知水平、配合程度、自理能力等。

（2）局部情况：有无皮肤外伤。

2. 环境评估　清洁明亮，温、湿度适宜。

3. 照护师准备　清洁双手，戴口罩，准备用物。

4. 物品准备　血糖仪、配套血糖试纸、一次性采血针、75% 酒精、棉签等。

二、血糖仪使用方法

1. 携带血糖仪（图 4-3-1）等用物至床旁，向被照护者解释测量血糖的目的及操作过程，征得同意。

2. 安装血糖试纸并开机。

3. 选取被照护者一只手指指端，用棉签蘸取 75% 酒精消毒指端及指腹两侧，待干。

4. 用采血针扎破一侧指腹，再用干棉签擦去第一滴血，然后用血糖试纸吸取血液测量血糖值。

5. 用棉签按压伤口 0.5 ~ 1 分钟。

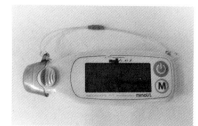

图 4-3-1　血糖仪

三、动态血糖仪使用方法

1. 准备用物，血糖记录器、线缆、探头、探头注入器、无菌敷贴、记录器外包袋。

2. 携带用物至床前，向被照护者说明检测动态血糖的目的及方法，征得同意。

3. 按照说明安装探头，选取脐周或上臂皮肤作为穿刺点，用 75% 酒精消毒皮肤，待干后，用探头注入器将探头以 45° 角扎入皮肤，取出针芯，连接记录器及线缆，用无菌敷贴妥善固定及保护。

4. 初始化探头，开始检测血糖。

5. 整理用物并记录。

四、注意事项

1. 血糖仪只能用于血液样品检测。

2. 血糖仪应与配套血糖试纸配合使用，不能混用，以免影响测量结果。

3. 血糖测量时间点包括晨起空腹、三餐前、三餐后 2 小时（从吃第一口饭开始计时）、睡前、凌晨 3 点等。需要长期监测的应每个月监测 4～7 天，每月到医院复查一次。

4. 日常维护血糖仪。阴凉、通风处存放，避免阳光暴晒，及时更换电池保证电量充足，使用后及时清洁仪器，禁用 75% 酒精擦拭。

5. 定期到厂家或到医院抽血进行生化校对，至少每 6 个月一次，确保仪器测量结果的准确性。

6. 检测试纸不要在空气中暴露时间过长，以免影响检测结果的准确性。

7. 佩戴动态血糖仪期间不能进行 X 线、MRI、CT 等影像检查，以防干扰测量结果。

8. 更换电池时间不能超过 5 分钟，防止监测数据丢失。

第二节　胰岛素笔

胰岛素笔是为糖尿病患者提供的一种携带方便、操作简单的胰岛素注射工具，一般由笔套和胰岛素笔芯两部分组成。

一、评估及准备

1. 被照护者评估

（1）整体情况：评估病情、意识情况、皮肤情况、认知水平、配合程度、自理能力等。

（2）局部情况：有无皮肤外伤、硬结等。

2. 环境评估　整洁明亮，温、湿度适宜。

3. 照护师准备　清洁双手，准备用物。

4. 物品准备　胰岛素笔、配套胰岛素笔芯、一次性使用胰岛素针头、棉签、75%酒精。

二、胰岛素笔使用方法

1. 携带胰岛素笔（图4-3-2）等用物至床前，向被照护者解释注射胰岛素的目的及方法，征得同意。

2. 正确安装　安装前检查笔芯是否完好，有无漏液情况，检查药物有无浑浊等变质情况，查看有效期。确认无误后，拧开笔架，装入笔芯并拧紧笔架。用75%酒精消毒笔芯前端的橡皮膜，安装胰岛素针头，顺时针拧紧。

3. 排气　旋转胰岛素笔尾端旋钮，将笔芯调整出两个单位并推出即排气成功。

4. 选择注射部位　胰岛素注射方法主要为皮下注射，一般选择脐周、臀部、上臂外侧等部位。

5. 遵医嘱调整至正确注射单位　旋转胰岛素笔尾端旋钮，将其调整至正确的注射单位数值上。

6. 消毒皮肤　用75%酒精棉签消毒注射部位皮肤，消毒范围直径为5～6cm，待干。当被照护者生活可自理时，选取容易自行注射的部位，如脐周、大腿前外侧等。

7. 注射　被照护者自己注射时，一手食指及拇指轻捏起注射部位皮肤2～3cm，一手拿胰岛素笔，将针头垂直快速刺入皮肤，缓慢推注药液，然后松开捏起的皮肤；被照护者不能自理时，照护师使用相同手法完成注射。

8. 注射完成后针头在皮肤内停留15秒以上再快速拔出针头。

9. 按压注射部位，不能揉注射部位。

10. 拆解掉胰岛素针头，丢入利器盒或家中坚固的盒子（图4-3-3）。

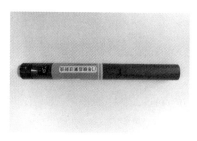

图4-3-2　胰岛素笔

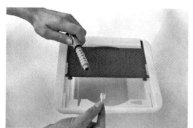

图4-3-3　胰岛素针头

三、注意事项

1. 经确诊的1型糖尿病患者、通过改善饮食及口服降糖药物治疗后血糖控制效果不佳的2型糖尿病患者、特殊类型糖尿病患者和妊娠期糖尿病患者均需胰岛素治疗。

2. 胰岛素笔的储存：未开封的胰岛素笔应 2～8℃冷藏保存，保质期为商品有效期；开封使用过的胰岛素笔应室温下阴凉通风保存，不可暴晒，有效期为 28 天。

3. 胰岛素笔应专人专用，胰岛素针头一般为一次性使用品，不能重复使用。

4. 严禁使用碘酒消毒皮肤及胰岛素前端橡皮膜，因为胰岛素遇碘会发生变性，影响胰岛素的治疗效果。

5. 胰岛素注射部位应定期更换，一般 7 天为一周期，每 7 天的注射点位不重复。

第三节 气垫床

气垫床可以改变身体受压点，延长翻身时间，有效减少因长期卧床而导致的皮肤压力性损伤，减轻照护者护理工作量，提高被照护者的舒适度及睡眠质量，是目前常用的临床减压装置。气垫床由气垫及气泵组成。

一、评估及准备

1. 被照护者评估

（1）整体情况：评估病情、意识情况、皮肤情况、认知水平、自理能力、床上活动能力等。

（2）局部情况：有无骨折、外伤，各种管路及其固定情况等。

2. 环境评估

（1）安全：病床床闸良好，宽度适宜，床档固定良好。

（2）房间：清洁明亮，光线充足，温、湿度适宜。

3. 照护师准备　戴口罩，准备用物。

4. 用品准备　气垫床、气泵、床单。

二、气垫床使用方法

1. 把气垫床（图 4-3-4）有"此面向上"标识的一面朝上平铺到床垫上，床单铺在气垫上面。

2. 将气泵与气垫进气口紧密连接，然后将气泵放在清洁干燥的位置妥善固定，尽量远离床头，防止气泵噪音影响被照护者休息。

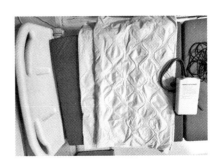

图 4-3-4　气垫床

3. 连接电源，打开气泵开关开始充气，等待气垫充盈并且软硬适中时将被照护者转移至气垫床上。

三、注意事项

1. 使用气垫床只能延长翻身时间而不能完全代替翻身，仍需定时翻身，观察皮肤状态。

2. 及时查看气垫充盈情况。

3. 尖锐物品远离气垫床，避免刺破气垫床气囊。

4. 气垫床可用清水清洗，阴凉通风处晾干，避免暴晒，以延长使用寿命。

第四节　氧气袋和家庭用氧气瓶

氧气袋和家庭用氧气瓶使用简单，携带方便，便于外出时提供氧源完成氧气吸入。

一、评估及准备

1. 被照护者评估

（1）整体情况：评估病情、血氧情况、意识情况、认知水平、配合程度等。

（2）局部情况：有无鼻黏膜破损、鼻腔手术史等。

2. 环境评估　远离明火、热源、电源。

3. 照护师准备　清洁双手，准备用物。

4. 物品准备　氧气袋或氧气瓶、吸氧管、棉签、温开水。

二、氧气袋的使用方法

1. 携带氧气袋（图4-3-5）等用物至床前，向被照护者说明吸氧的目的及方法，征得其同意。

2. 将氧气袋与吸氧管连接。

3. 用棉签蘸取温水后清洁双侧鼻腔。

4. 打开氧气袋螺旋开关，通常从低流量开始，将出氧口放到眼前感受是否有氧气排出。

5. 将吸氧管插入鼻腔开始吸氧并固定，记录吸氧开始时间。

6. 吸氧完成后及时补充氧气，拧紧螺旋开关。

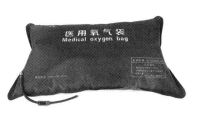

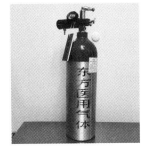

图 4-3-5　氧气袋　　　　　　　图 4-3-6　氧气瓶

三、家庭用氧气瓶的使用方法

1. 携带氧气瓶（图 4-3-6）等用物至床前，向被照护者说明吸氧的目的及方法，征得其同意。

2. 照护师清洁双手，去尘、去油，穿着防静电的棉质衣服。

3. 检查氧气瓶装置有无损坏，用干毛巾清洁出氧口。

4. 用棉签蘸取温水后清洁双侧鼻腔。

5. 连接吸氧管，根据开关指示顺时针打开氧气瓶开关，根据流量表显示器调节氧气流量。

6. 氧气管出氧口放于眼前感受是否有氧气排出。

7. 吸氧管插入鼻腔开始吸氧并记录时间。

8. 吸氧完成后关闭开关。

四、注意事项

1. 氧气袋、氧气瓶放置位置应远离火源、热源，避免阳光暴晒，防尘、防油。

2. 氧气袋远离尖锐物品，氧气袋充满气后要拧紧螺旋开关，检查有无漏气，可按压气囊观察气囊有没有变软或贴近面颊感受有无气流漏出。

3. 搬运氧气瓶时应避免暴力操作，妥善固定，防止碰撞，贴近墙面垂直放置。

4. 使用氧气瓶严禁将瓶内气体用尽，最少保留压力表在 1～2 刻度以上，防止空气进入氧气瓶发生爆炸。

第五节　超声振动雾化吸入器

通过超声振动将药液转化为雾气，经口鼻吸入到气管和肺部实现化痰止咳的作用。

超声振动雾化吸入器有口含式和面罩式两种。

一、评估及准备

1. 被照护者评估

（1）整体情况：评估病情、意识情况、皮肤情况、呼吸系统情况、认知水平、自理情况、配合程度等。

（2）局部情况：有无口、鼻周围皮肤损伤等。

2. 环境评估　整洁明亮，温、湿度适宜。

3. 照护师准备　清洁双手，戴口罩和手套，准备用物。

4. 用物准备　超声振动雾化吸入器（口含式或面罩式）、雾化吸入药液、雾化泵、温开水等。

二、超声振动雾化吸入器使用方法

1. 携带超声振动雾化吸入器（图4-3-7）等用物至床前，向被照护者说明雾化吸入的目的及方法，征得同意。

2. 根据被照护者的病情及配合程度选择口含式或面罩式雾化装置。

3. 按照说明书安装雾化装置，遵医嘱配置雾化药物。

4. 协助被照护者取坐位或半坐卧位，将药液倒入储药杯，打开雾化泵开关，观察有没有雾气产生。

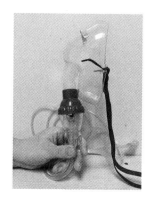

图4-3-7　超声振动雾
化吸入器

5. 佩戴雾化器，开始吸入。口含式雾化器用嘴将出雾口全部包裹。面罩式雾化器将面罩覆盖于口鼻，贴合面部，减少漏气。

6. 雾化完成后进行拍背促进痰液咳出，温开水漱口。

7. 清洗雾化装置，将储药杯、连接管、面罩或口含嘴分离清洗，通风晾干备用。

三、注意事项

1. 雾化开始前向被照护者讲解如何配合雾化器调节呼吸，以增加药液吸入量，达到更好的治疗效果。

2. 储药杯全程尽量保持垂直向上，以免影响出雾量。

3. 雾化完成后漱口，防止发生真菌感染。

4. 一次性雾化吸入装置应定期更换，一般一周更换一次。

第六节 热水袋

热水袋是一种使用简单、携带方便的热敷工具。热敷可以缓解疼痛、促进皮下淤血吸收、预防或消除硬结、促进血液循环等。

一、评估及准备

1. 被照护者评估

（1）整体情况：评估病情、意识情况、皮肤情况、认知水平、肢体活动情况、浅感觉和深感觉功能情况、配合程度等。

（2）局部情况：有无外伤等。

2. 环境评估　整洁明亮，温、湿度适宜等。

3. 照护师准备　清洁双手，准备用物。

4. 物品准备　热水袋、温度计、热水、毛巾。

二、热水袋使用方法

1. 检查热水袋（图4-3-8），确定无破损漏水情况、口塞密封良好。

2. 准备热水，用温度计测量水温，调试水温至60～70℃为宜。

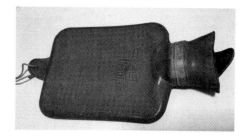

图4-3-8　热水袋

3. 将热水袋放平，拧开口塞。一只手持热水袋口边缘，一只手往袋内灌入热水，一边灌水一边将热水袋提高，防止热水溢出，将热水袋灌至2/3满即可。

4. 把热水袋放平，慢慢排尽袋中多余空气，擦干袋外多余水分。

5. 将热水袋倒置，袋口朝下，轻轻抖动，检查无漏水后，用毛巾包裹。

6. 携带热水袋到床前，向被照护者说明热敷的目的及方法，征得同意。

7. 将包裹后的热水袋放置在热敷的部位，热敷30分钟。

8. 热敷后将袋内水倒空，倒挂晾干水分。

三、注意事项

1. 热水袋晾干后需要灌入少许空气，然后再拧紧袋口存放，防止两层橡胶粘连。

2. 热水袋需要在阴凉通风处存放，避免暴晒。

3. 使用热水袋时应定时更换热敷部位，及时观察皮肤情况，防止发生烫伤。

第四章

职业模块二十　体位管理

第一节　一侧肢体不灵活的体位变换

　　体位变换包括卧床期体位、床上坐位、转移及步行期体位变换等，目的是预防或减少废用综合征的发生，扩大关节活动范围，提高被照护者日常生活活动能力。

一、卧床期体位变换

（一）评估及准备

　　1. 被照护者评估

　　（1）整体情况：评估病情、精神状态、生命体征、皮肤情况、体重、认知水平及配合程度、生活自理能力及肢体功能障碍程度等。

　　（2）局部情况：有无伤口、骨折，各种管路及其固定情况等。

　　2. 环境评估

　　（1）安全：床保持稳定，不宜滑动，床闸闭锁状态，床档完好；移开床边物品，确保有足够的操作空间。

　　（2）环境：整洁明亮，温、湿度适宜，关闭门窗。

　　3. 照护师准备　洗净双手，去除身上的尖锐物品。

　　4. 物品准备

　　肩枕：1个，高度3~5cm，大小25cm×20cm。

　　背枕：1个，宽大紧实，易于支撑身体。

　　枕头：3~4个，大小适中，70cm×40cm，软硬适宜。

　　小软枕：1个。

　　其他：颈枕1个、足底支撑垫1个。

（二）被动翻身——仰卧位向灵活侧肢体翻身方法

1.携用物到被照护者床旁，向其说明翻身的流程及重要性，得到理解与配合。

2.协助松动被尾，利于身体移动。

3.协助被照护者用灵活侧上肢屈曲抱住另一侧上肢的肘部，不灵活侧手放在肘关节上，保护好不灵活侧肢体。再将头、肩背、腰臀、双下肢分段移向不灵活侧床缘。

4.双手固定好被照护者不灵活侧肩、膝部，轻轻地翻向灵活侧。

5.将背枕垫于背部，支撑身体，呈斜侧卧位30°，减轻骶尾部压力。拉好床档或用体位枕，保持舒适体位并防止坠床的发生（图4-4-1）。

6.若被照护者有管路存在，如胃管、尿管等，操作前后均应检查管路的位置、长度，并给予妥善固定。观察精神状态、皮肤及黏膜有无受压情况。

7.整理床单位，将摇铃、呼叫器等放于枕边，以便被照护者在需要时及时呼叫。

8.操作后整理用物，洗净双手。记录翻身的时间以及皮肤受压的情况。

（三）被动翻身——仰卧位向不灵活侧肢体翻身方法

1.将被照护者头、肩背、腰臀、双下肢分段移向灵活侧肢体床缘，翻向不灵活侧。

2.其余步骤同"（二）被动翻身——仰卧位向灵活侧肢体翻身方法"。

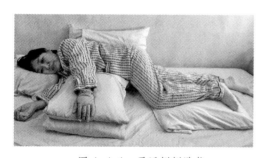 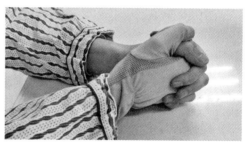

图4-4-1 灵活侧侧卧位　　　　　　图4-4-2 Bobath式握手

（四）主动翻身——向灵活侧肢体翻身方法

1.携用物到被照护者床旁，向其说明主动翻身的流程及重要性，得到理解与配合。

2.协助被照护者取仰卧位，双手采用Bobath式握手（图4-4-2）。即双手交叉相握，双手掌心对称性贴在一起，十指交叉，不灵活侧拇指在上，双手向上伸直与躯干呈90°，保持肘关节、腕关节伸直，必要时协助固定肘关节，灵活侧下肢屈膝，插入另一侧腿下方。

3.指导被照护者双上肢与下肢协同进行左右摆动，利用摆动的惯性将整个躯干翻向灵活侧。为保持躯干的稳定性，下肢呈迈步状态。必要时照护师将背枕放于被照护者背部支撑身体，摆放舒适体位。

4.整理床单位，如被照护者有留置管路，如胃管、尿管等，在操作前后均应检查管路的位置、长度，并给予妥善固定。

5. 操作后整理用物，洗净双手。记录翻身的时间以及皮肤受压的情况。

（五）主动翻身——向不灵活侧肢体翻身方法

1. 被照护者双上肢与下肢协同进行左右摆动，利用摆动的惯性将整个躯干翻向不灵活侧，摆放舒适体位（图4-4-3）。

2. 其余步骤同"（四）主动翻身——向灵活侧肢体翻身方法"。

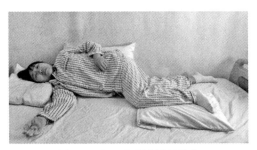

图 4-4-3 不灵活侧侧卧位

（六）注意事项

1. 保持床单位清洁干燥、平整无异物。如被照护者为大小便失禁者，需及时清洁皮肤，更换污染的衣物，并注意保暖。如被照护者存在感觉障碍，注意检查受压部位是否有异物、管路，注意观察其皮肤的情况。至少每2小时翻身一次，必要时使用气垫床，防止压力性损伤的发生。

2. 照护师应遵循节力原则，动作轻柔，勿拖、拉、拽肢体，避免出现皮肤、黏膜、肢体损伤，保护被照护者安全，防止坠床的发生。

3. 被照护者身体上有伤口敷料时，观察敷料清洁干燥程度、操作后有无破损及脱落，如出现异常应立即就医。如留置各种管路时，应妥善固定各种管路，注意保持管路的通畅性。

4. 被照护者若情绪激动、躯体不能保持原有体位等，遵医嘱给予肢体约束与保护，防止发生意外伤害。

5. 操作过程中密切观察被照护者有无疼痛、面色苍白等情况，一旦出现，应立即停止操作，询问并查找原因。

6. 充分评估被照护者体能、病情等，鼓励其练习主动翻身，增强其康复的信心。

7. 根据季节变化选择衣物，避免影响肢体血液循环和肢体活动，注意保暖。

8. 正确选择翻身操作时机，宜在两餐之间进行，不宜在进餐后立即进行，防止因躯体运动造成胃部不适。

二、坐位体位操作

（一）评估及准备

1. 被照护者评估

（1）整体情况：评估病情、精神状态、生命体征、皮肤情况、体重、认知水平及配合程度、生活自理能力及肢体功能障碍程度等。

（2）局部情况：有无伤口、骨折，各种管路及其固定情况等。

2. 环境评估

（1）安全：床保持稳定，不宜滑动，床闸闭锁状态，床档完好，移开床边物品，确保有足够的操作空间。

（2）环境：整洁明亮，温、湿度适宜，地面干燥。

3. 照护师准备　洗净双手，去除身上的尖锐物品。

4. 物品准备

枕头：3~4个，大小适中，70cm×40cm，软硬适宜。

其他：小软枕1个。

（二）坐位耐力练习方法

1. 携用物到床旁，向被照护者说明进行坐位耐力训练并保持端坐位的流程及重要性，得到理解与配合。

2. 练习前先测量被照护者的血压。血压在正常范围内时，逐渐抬高床头，先从30°开始练习，在抬起床头15分钟后，测量被照护者的血压，观察有无血压下降大于20mmHg、面色苍白、脉搏细数、头晕眼花、出冷汗等症状。如有不适症状，应立即停止操作，将床头降低，待不适症状缓解后再进行训练。

3. 被照护者坚持30分钟且未发生体位性低血压时，逐渐增加角度，直至增加到90°。

4. 当被照护者抬高床头90°，保持30分钟后无体位性低血压发生，则可进行床上端坐位。

5. 协助被照护者坐起呈端坐位，后背垫多个枕头，使脊柱伸展，达到直立位姿势。固定好头部保持正中位，上肢抬高，将整个肘部及前臂放于活动餐桌上，也可用枕头替代餐桌，保持中立位。下肢髋关节屈曲近90°，不灵活侧的膝关节用小软枕稍垫起，微屈向内。

6. 整理床单位，如有管路留置，如胃管、尿管等，确保管路妥善固定并通畅。整个训练期间注意观察被照护者有无不适症状。

7. 操作后整理用物，洗净双手。记录床头抬高的度数及保持时间、皮肤有无受压等情况。

（三）床上起坐方法

1. 携用物至床边，向被照护者说明进行床上起坐练习的流程及重要性，得到理解与配合。

2. 协助被照护者移至床边，指导其将灵活侧足部插入另一侧足下面，并挪动至床边垂下。

3. 指导并协助被照护者用灵活侧上肢支撑起躯干，旋转坐起。辅助被照护者坐稳，防止在床边跌倒。

4. 如有管路留置，如胃管、尿管等，确保各管路妥善固定。

5. 操作后洗净双手。记录时间、皮肤有无受压等情况。

（四）坐位平衡训练方法

1. 向被照护者说明进行坐位平衡训练的流程及重要性，得到理解与配合。

2. 照护师坐于被照护者的不灵活侧肢体旁，一手放在被照护者腋下，协助肩胛带上提，另一手放在其腰部。使髋、膝、踝关节均屈曲 90°，双足踏于地面或放在支撑台上，与肩同宽，被照护者可独立保持身体平衡后，使其双手放于膝部或身体两侧，照护师在旁给予协助并保护其安全。

3. 开始练习坐位平衡时，易向不灵活侧倾倒，照护师应并排坐于不灵活侧，从旁协助调整姿势，确保其安全。

4. 训练期间照护师轮流轻推左右肢体，造成人为身体倾斜，来检验被照护者坐位平衡能力。

5. 被照护者如有管路留置，如胃管、尿管等，确保各管路妥善固定。

6. 操作后洗净双手。记录训练时间、皮肤有无受压等情况。

（五）注意事项

1. 根据被照护者的身体情况制订个性化的训练方案，血压过高者先控制血压，待血压平稳后再进行康复训练。

2. 根据日常生活自理能力情况正确选择康复训练方法，鼓励被照护者主动参与。

3. 照护师应遵循节力原则，动作轻柔，避免牵拉肢体，防止关节损伤。

4. 根据季节变化正确选择衣物，穿宽松、纯棉质地的衣物，避免影响血液循环及肢体活动，注意保暖。

5. 被照护者长时间保持坐位，应给予定时臀部除压，每隔 30 分钟要除压一次，一次不少于 30 秒，防止压力性损伤的发生。

三、轮椅转移

（一）评估及准备

1. 被照护者评估

（1）整体情况：评估病情、精神状态、体重、认知水平及配合程度、生活自理能力及肢体功能障碍程度等。

（2）局部情况：有无伤口、骨折，各种管路及其固定情况等。

2. 环境评估

（1）安全：床保持稳定，不宜滑动，床闸闭锁状态，床档完好，移开床边物品，确保有足够的操作空间。

（2）环境：整洁明亮，无障碍物，地面干燥，温、湿度适宜。

3.照护师准备　洗净双手，去除身上的尖锐物品，穿防滑鞋。

4.物品准备　轮椅处于备用状态，根据被照护者身高、体重选择合适的轮椅，并检查轮胎充气、手刹、脚踏板性能等情况，保持轮椅各部件性能完好，必要时配备轮椅板。

（二）介助下完成床到轮椅转移的方法

1.向被照护者说明轮椅转移的流程及重要性，取得理解与配合。

2.将轮椅放置在被照护者灵活侧肢体床旁，与床呈 30°～45°夹角，固定好轮椅，收起脚踏板。

3.被照护者端坐于床旁，照护师协助其身体稍向前，双足平踏于地面并与肩同宽，将灵活侧足放在前，另一只足放在后。

4.指导并协助被照护者用灵活侧上肢托起另一侧上肢，被照护者采取前倾的姿势，将重心转移到照护师身上，上半身紧贴于照护师肩部，照护师双膝夹住被照护者不灵活侧膝关节，双手提住裤腰，照护师将头偏向轮椅方向，方便确定轮椅的位置。

5.照护师发出口令"1、2、3，起"，两人同时起身，待重心稳住后，指导被照护者以灵活侧下肢为轴转动身体至轮椅处缓慢坐下。在移动过程中照护师需夹紧被照护者不灵活侧膝关节，防止跌倒。

6.被照护者坐稳后，采取上半身略前倾的姿势，照护师从后方抱住被照护者并上提腰部，帮助其调整好坐姿，系好安全带。

7.如被照护者有一定的立位平衡能力，指导其端坐于床旁，姿势同前。准备站起前照护师用膝关节顶住其不灵活侧的膝关节，同时保护不灵活侧上肢，协助其站起。被照护者站稳后，以灵活侧下肢为轴转动身体移至轮椅，对准坐下，调整坐姿并系好安全带。

8.指导被照护者用灵活侧足放下另一侧的脚踏板，灵活侧足从另一只足下方钩住踝部，将其放于脚踏板上摆正，再将灵活侧足放于脚踏板上并摆正姿势。

9.整理衣物，使被照护者处于舒适体位。保持正确的坐姿，不灵活侧上肢平放于轮椅扶手，必要时可在轮椅扶手上安装合适的木板，保持上肢中立位。双足放于脚踏板上。

10.如有管路留置，如胃管、尿管等，确保各管路妥善固定。操作过程中观察被照护者有无疼痛、面色变化等不适症状。

11.操作后洗净双手。记录时间、皮肤有无受压等情况。

（三）独立完成床到轮椅转移的方法

1.向被照护者说明轮椅转移的流程及重要性，得到理解与配合。

2.将轮椅放置在被照护者灵活侧肢体床旁，与床呈 30°～45°夹角，固定好轮椅，收起脚踏板。

3.协助被照护者端坐于床旁，双足平踏于地面并与肩同宽，灵活侧足在前，另一侧足在后。

4.指导被照护者身体前倾，用灵活侧的手抓住离床稍远侧的轮椅扶手，用灵活侧上肢支撑，使大部分体重转移至灵活侧下肢，完成站起。以灵活侧下肢为轴转动身体，转移至轮椅上。照护师在旁给予保护。

5.调整好坐姿，系好安全带，用灵活侧足放下脚踏板，双足放在脚踏板上。

6.指导并协助被照护者摆放舒适体位，保持正确的坐姿，注意保护好不灵活侧肢体，防止意外的发生。

7.如有管路留置，如胃管、尿管等，确保各管路妥善固定。注意观察被照护者有无疼痛、面色改变等不适症状，如有，则及时停止转移。

8.操作后洗净双手。记录时间、皮肤有无受压等情况。

（四）注意事项

1.使用轮椅前，照护师先检查轮椅的四个轮胎气压是否一致，各部位零件是否完好。

2.转移空间应宽敞、明亮、无障碍物，地面干燥，方便完成转移动作。照护师应选择合适的衣物、鞋袜，勿穿拖鞋，防止跌倒。

3.灵活运用人体力学，减轻照护师的负担。照护师的重心越低，稳定性就越好。注意在转移的过程中，照护师与被照护者的距离越近，重心转移就越容易完成。

4.在转移过程中确保被照护者的安全，防止轮椅夹伤或出现下肢扭伤。被照护者乘坐轮椅时应注意坐姿，不能斜躺在轮椅上，有滑落的危险。此外，还应掌握好乘坐轮椅的时间或者定时给予臀部除压。

5.被照护者独立转移时，照护师在旁给予保护，防止跌倒。

6.轮椅到床、轮椅与坐便器、座椅与轮椅之间的转移动作技巧同床到轮椅转移的动作技巧。

四、步行期体位

（一）评估及准备

1.被照护者评估

（1）整体情况：评估病情、精神状态、体重、认知水平及配合程度、肢体功能障碍程度、立位平衡能力、关节可活动范围、日常生活自理程度等。

（2）局部情况：有无伤口、骨折，各种管路及其固定情况等。

2. 环境评估

（1）安全：房间内减少物品的摆放，确保有足够的空间。避免在有台阶处行走，必要时安装扶手，扶手的高度根据被照护者的实际情况而定。

（2）环境：整洁明亮，无障碍物，地面干燥、平坦、防滑，温、湿度适宜。

3. 照护师准备　洗净双手，去除身上的尖锐物品，穿防滑鞋。

4. 物品准备

（1）为被照护者准备合适的衣物，穿防滑鞋，勿穿拖鞋，避免穿着长度及地的衣物，防止绊倒。

（2）根据被照护者的身高、肢体功能障碍程度等正确选择辅助器具，调节好辅助器具的高度。

（二）步行前期准备方法

1. 向被照护者说明步行前期准备训练的流程及重要性，得到理解与配合。

2. 坐位站起训练　指导被照护者端坐于床边（轮椅或座椅），照护师坐于对侧，指导其双足分开与肩同宽，平踏于地面。双手呈 Bobath 握手姿势，上臂充分前伸，上身稍前倾，重心超过双脚，照护师双手抵住其膝部，在保护下完成站立。

3. 下肢负重训练　当被照护者能够独立保持静态立位平衡后，可将重心逐渐移至不灵活侧，训练不灵活侧下肢的负重能力。

4. 模拟迈步训练　照护师指导被照护者用灵活侧手扶住安全扶手，用灵活侧下肢负重，并支撑身体。照护师半蹲于不灵活侧后方，一手扶稳不灵活侧髋部，另一手扶于不灵活侧踝关节处，协助被照护者完成向前迈步动作，使其足跟先着地，防止足内翻、足下垂的发生。

5. 被照护者如有管路留置，如胃管、尿管等，确保各管路妥善固定。注意观察被照护者有无不适症状。

6. 操作后洗净双手。记录练习时间或练习的次数。

（三）行走方式训练方法

1. 向被照护者说明辅助下行走方式训练的流程及重要性，得到理解与配合。

2. 侧方辅助行走　照护师在被照护者不灵活侧辅助步行训练，照护师一手握住其不灵活的手，掌心向前，另一手从同侧腋下自后向前穿出，手背放在被照护者的胸前，并配合其步速。

3. 后方辅助行走　照护师站于被照护者后方半步的位置，双手扶稳被照护者髋关节，帮助其平稳行走。被照护者向前迈步时，照护师要辅助不灵活的髋关节向前，防止躯干及髋关节过度前倾、前屈。

4.使用拐杖辅助步行

（1）拐杖辅助三点步行法：适用于大部分的人群。

①被照护者手持拐杖，先向前伸出拐杖，接着不灵活侧足向前迈步，最后迈出灵活侧足，向前步行。

②被照护者也可以将拐杖伸出后，灵活侧足再向前迈步，之后迈出不灵活侧足。这是少数人的使用方法。

③照护师要在被照护者不灵活侧稍后方保护其安全，配合其步速，一起缓慢向前。

（2）拐杖辅助两点步行法：适用于下肢功能、平衡能力较好，步行速度较快的人群。

①被照护者同时伸出拐杖和迈出不灵活侧足帮助支撑身体，再迈出灵活侧足。

②照护师在其不灵活侧后方进行保护。

5.若被照护者有管路留置，如胃管、尿管等，确保各管路妥善固定。注意观察被照护者有无不适症状。

6.操作后洗净双手。记录练习时间及步行的米数。

（四）独立步行方法

1.向被照护者说明步行的流程及重要性，得到理解与配合。

2.被照护者独立步行时，应注意力集中，双眼平视前方，身体直立，足跟先着地，双臂自然摆动。

3.照护师要在被照护者不灵活侧后方15cm处给予保护，并且用语言指导被照护者保持正确步行姿势。

4.若被照护者有管路留置，如胃管、尿管等，则应确保各管路妥善固定。注意观察被照护者有无不适症状。

5.操作后洗净双手。记录练习时间及步行的米数。

（五）上、下楼梯方法

1.向被照护者说明步行上、下楼梯的流程及重要性，得到理解与配合。

2.步行上楼梯　指导被照护者用灵活侧手握住拐杖，先将拐杖置于上一级台阶，用于支撑身体。灵活侧足登上一级台阶，将重心前移用灵活侧下肢支撑身体，随后不灵活侧足再登上一级台阶。照护师在其不灵活侧保护。

3.步行下楼梯　指导被照护者用灵活侧手握住拐杖，先将拐杖置于下一级台阶，重心前移。不灵活侧足先下一级台阶，用不灵活侧足及拐杖同时支撑身体，灵活侧足再下一级台阶。照护师在其不灵活侧保护。

4.若被照护者有管路留置，如胃管、尿管等，则应确保各管路妥善固定。注意观察被照护者有无不适症状。

5.操作后洗净双手。记录练习时间及步行的米数。

（六）注意事项

1. 行走的前提是被照护者能够维持身体的平衡，下肢具备一定的负重能力。

2. 被照护者穿着合适的衣物，衣着长度不可及地，防止绊倒；穿着合适的鞋袜，系紧鞋带，勿穿拖鞋。

3. 被照护者行走时应注意力集中，勿与人交谈，照护师要配合其步行速度，站在被照护者不灵活侧后面 15cm 处，随时保护其安全，防止摔倒。

4. 被照护者在步行初期若常出现不灵活侧膝关节过伸或打弯现象，则应重点练习膝关节控制能力。

5. 步行时要密切观察被照护者的病情变化，尤其是注意血压的变化。若出现头晕、出虚汗、面色苍白等不适症状，应立即停止行走。

第二节　双下肢活动不灵活的体位管理

良好的体位管理可以预防双下肢活动不灵活被照护者出现关节挛缩、压力性损伤等，同时还可以提高被照护者的舒适度。

一、评估及准备

1. 被照护者评估

（1）整体情况：评估病情、精神状态、皮肤情况、认知水平、配合程度、自理能力及上肢活动情况、双下肢有无肌张力等。

（2）局部情况：有无骨折、伤口，各种管路及其固定情况等。

2. 环境评估

（1）安全：床保持稳定、不易滑动，床闸闭合状态，轮椅性能良好。

（2）房间：温、湿度适宜，光线明亮，空气清新，关闭门窗。

3. 照护师准备　洗净双手，取下身上尖锐物品。

4. 物品准备　根据被照护者的情况准备数个软枕或支撑垫。

二、操作方法与步骤

（一）仰卧位

1. 头部及上肢　头部垫枕（可根据被照护者习惯实施），头、颈部中立位，头、颈、躯干在一条直线上，上肢可随意放置（图4-4-4）。

2.髋、膝、踝、足　双侧髋部垫薄枕（根据被照护者实际情况酌情选择），保持髋关节外展不外旋，双膝下垫小软枕，膝关节呈5°~10°屈曲，可在踝关节下垫小软枕，足跟悬空，双足底放体位垫（或枕头），保持踝关节中立位。双下肢肌张力较高时，可在双下肢之间放置1~2个软枕，避免髋内收及膝、踝关节受压。

（二）侧卧位

1.头部及上肢　头部垫枕，背部垫枕，根据侧卧位角度（30°、60°、90°）选择背枕高度，下方肩关节前屈，双上肢自由放置。

2.30°、60°侧卧位时，双下肢稍屈髋、屈膝，上方下肢下垫软枕支撑，放于下方下肢后方（图4-4-5）。

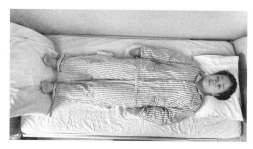

图4-4-4　仰卧位

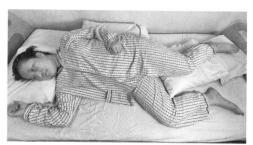

图4-4-5　30°、60°侧卧位

3.90°侧卧位时，双下肢稍屈髋、屈膝，骨盆旋转，上方下肢下垫软枕支撑，放于下方下肢前方（图4-4-6）。

（三）俯卧位

被照护者头偏向一侧，胸部垫软枕，双侧上肢屈肘在头部两侧自然摆放或随意放置；双侧髋部垫薄枕，防止髂嵴和生殖器区受压（图4-4-7）。

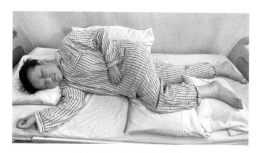

图4-4-6　90°侧卧位

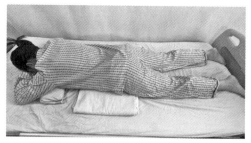

图4-4-7　俯卧位

（四）轮椅坐位

将被照护者转移至轮椅上，调整坐姿，臀部紧贴轮椅后靠背，躯干直立，不倚靠轮椅扶手，双上肢屈肘平放于两侧扶手上，髋、膝、踝关节均保持90°，双膝间可放小支撑垫（或腿部支撑器），减少下肢张力过高引起的髋关节内收，双足平放在脚踏板上，系好安全带（图 4-4-8）。

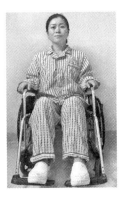

图 4-4-8 轮椅坐位

（五）轮椅移乘

1. 全介助下完成轮椅移乘

（1）轮椅推至床旁与床呈 30°~45°夹角，制动轮椅，制动床轮，卸去靠近床沿一侧的轮椅扶手。

（2）将被照护者移至床旁，协助其坐起，被照护者双足前后交错（靠轮椅侧脚在前）置于地面上，照护师双腿夹住或顶住其双膝，被照护者下颌放在照护师远离轮椅一侧肩上，双手交叉环抱照护师颈部，再次确认床与轮椅之间的距离（图 4-4-9，图 4-4-10）。

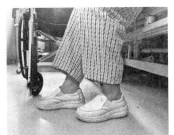 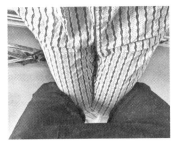 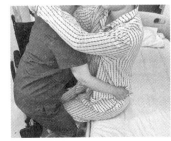

图 4-4-9 双脚位置　　图 4-4-10 照护师双膝动作　图 4-4-11 照护师与被照护者动作

（3）照护师双手抱紧被照护者臀部或拉住裤带，提起并将其转移到轮椅上，将被照护者双足放于脚踏板上（图 4-4-11）。

（4）调整坐姿，整理好衣物，系好安全带。

2. 半介助下完成轮椅移乘

（1）轮椅推至床旁与床呈 30°~45°夹角，制动轮椅，制动床轮，卸去靠近床沿一侧的轮椅扶手。

（2）将被照护者移至床旁，协助其坐起，被照护者双足前后交错（靠轮椅侧脚在前）置于地面上，一侧上肢撑住床面，另一侧上肢抓住远端轮椅扶手（图 4-4-12）。

（3）照护师双手固定被照护者双膝，再次确认床与轮椅之间的距离，被照护者双上肢支撑起身体，移至轮椅上（图 4-4-13）。

（4）将被照护者双足放于脚踏板上。调整坐姿，整理好衣物，系好安全带。

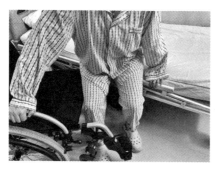 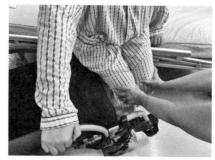

图 4-4-12　半介助下被照护者上肢移乘位置　　图 4-4-13　半介助下照护师固定膝关节位置

三、注意事项

1. 床单位保持清洁、平整、干燥。

2. 卧床时注意检查皮肤受压情况，制订体位变化计划，无减压床垫时至少每 2 小时变换 1 次体位，乘坐轮椅每 30 分钟臀部减压一次。

3. 体位变换前将被照护者的各种管路妥善固定，确保体位变换时管路安全。

4. 侧卧位时，将下方肩部托出，以免长时间受压影响上肢血液循环或产生疼痛。如被照护者主诉肩痛时，侧卧位尽量选择 30° 角度。

5. 下肢所垫软枕可延伸至踝关节，保持踝关节中立位，避免足内翻。双下肢肌张力较高时，可在双下肢之间放置 1～2 个软枕，避免髋内收及膝、踝关节受压。

6. 俯卧位时要评估被照护者年龄及耐受程度。

7. 体位管理应以被照护者舒适为宜，最大限度进行功能位摆放。

8. 根据被照护者身高、体重选择合适的轮椅。

参考文献

[1] 赛序波.老年介护基本技术与家庭介护技巧 [M].北京：中国协和医科大学出版社,2017.

[2] 刘璇.日常生活技能与环境改造 [M].北京：华夏出版社,2013.4.

[3] 徐军,贾钦.康复护理学 [M].北京：科学出版社,2014.12.

[4] 纪树荣.运动疗法技术学 [M].第 2 版.北京：华夏出版社,2011.

[5] 高素荣.失语症 [M].第 2 版.北京：北京大学医学出版社,2006.

[6] 陈卓铭.语言治疗学 [M].第 3 版.北京：人民卫生出版社,2018.

[7] 席艳玲,黄昭明.康复治疗师临床工作指南•言语障碍康复治疗技术 [M].北京：人民卫生出版社,2019.

[8] 卫冬洁,江钟立.康复治疗师临床工作指南•失语症康复治疗技术 [M].北京：人民卫生出版社,2019.

[9] 万桂芳,张庆苏.康复治疗师临床工作指南•吞咽障碍康复治疗技术 [M].北京：人民卫生出版社,2019.

[10] 郭晓蕙.中国糖尿病患者胰岛素使用教育管理规范 [M].天津：天津科学技术出版社,2011.

[11] 郑彩娥,李秀云.康复护理技术操作规程 [M].北京：人民军医出版社,2015.

[12] 陈锦秀,刘芳.康复护理技术全书 [M].第 1 版.北京：科学出版社,2018.

[13] 杨亚娟,卢根娣.脑卒中被照护者自我管理康复技术 [M].第 1 版.上海：第二军医大学出版社,2015.

[14] 何桂香.康复照护者临床工作手册 [M].北京：人民卫生出版社,2018.

[15] 陈爱萍,谢家兴.实用康复护理学 [M].北京：中国医药科技出版社,2018.

[16] 李建军.综合康复学 [M].北京：求真出版社,2009.

[17] 龟井智子.老年看护技术 [M].郑州：中原农民出版社,2017.

[18] 臧少敏,陈刚.老年健康照护技术 [M].第 1 版.北京：北京大学出版社,2013.

[19] 刘玉锦,李春玉,刘兴山.现代老年护理技术 [M].北京：人民卫生出版社,2018.

[20] 皮红英,张立力.中国老年医疗照护 [M].北京：人民卫生出版社,2017.

[21] 皮红英,张立力.中国老年医疗照护技能篇 [M].北京：人民卫生出版社,2017.

[22] 张利岩,应岚.医院护理员培训指导手册 [M].北京：人民卫生出版社,2018.

[23] 单伟颖,郭飏.老年人常用照护技术 [M].北京：人民卫生出版社,2021.

[24] Carolyn Kisner, Lynn Allen Colby.运功治疗学 [M].杨雅如,译.第 6 版.台湾：合记图书出版社,2017.

[25] Dale Avers,Marybeth Brown.丹尼尔斯－沃辛厄姆肌肉测试：徒手检查和功能测试技术 [M].

李晨，译.第10版.北京：北京科学技术出版社,2021.

[26] 杨雪，李俊良，李丽菊，等.血糖仪的临床应用与质量管理[J].大众科技,2022,24(08):108-111.

[27] 孙子林，鞠昌萍，叶秀利.2011中国糖尿病患者胰岛素使用教育管理规范解读[J].中国医学前沿杂志：电子版,2012,(03):54-57.

[28] 王丽，陶花，韩婷，等.住院患者胰岛素注射部位轮换图的设计与应用[J].护理学杂志,2013,(19):23-24.

[29] 张丽.动态血糖仪对老年糖尿病胰岛素泵治疗患者的影响[J].中国医疗器械信息,2022,(06):139-141.

[30] 孟爱玲.动态血糖仪监测在糖尿病患者中的应用效果[J].中国当代医药,2022,29(23):186-189.

[31] 方芳，赵咏桔.动态血糖仪的工作原理和误差评估[J].国际内分泌代谢杂志,2007,(03):169-171.

[32] 苏宁，董新梅，崔瑞琦，等.糖尿病患者胰岛素注射笔针头临床使用现状及宣教调查[J].海军医学杂志,2022,43(06):599-602.

[33] 陈迪.血压计计量检定不合格的原因以及影响因素解析[J].中国设备工程,2022,(16):131-134.

[34] 杨作林.血压计检定过程中泄露水银收集处理方法及装置效果分析[J].标准科学,2022,(07):121-124.

[35] 任华苗，许钰鑫.水银血压计检定注意事项[J].中国计量,2022,(04):115.

[36] 王凤娟，方青枝，林艺君，等.长期卧气垫床高龄病人翻身间隔时间研究[J].护理研究,2018,32(22):3597-3600.

[37] 刘宪，楼晓敏，陆钢，等.医用氧气在医院的管理[J].中国医疗器械信息,2010,(12):55-58.

[38] 刘佳兵.氧气瓶爆炸危险性分析及预防措施研究[J].石油化工安全环保技术,2021,37(03):30-31.

[39] 王青.雾化泵与超声雾化器药物吸入辅助治疗呼吸道疾病进展研究[J].中国医疗器械信息,2022,(03):49-51.

[40] 周义翰，吴小君，崔英胜.气囊面罩通气法心肺复苏用于院前急救心脏骤停患者中对抢救结果的影响[J].当代医学,2021,27(22):135-137.

[41] 赵玉秋.糖尿病患者自我监测血糖健康教育的方法和内容[J].糖尿病新世界,2015,(11):223-224.

[42] 吕斌，丁玮，孙良慧.社区居家康复对脑卒中偏瘫康复期患者运动功能和日常生活能力的影响[J].护理实践与研究,2019,16(17):156-157.

[43] 原娟，张利霞.医院-社区-家庭三位一体康复护理模式在缺血性脑卒中恢复期患者中的应用观察[J].黑龙江医学,2021,45(6):600-601.

[44] 王继超.掌握海姆立克急救法避免异物梗阻致命[J].食品与健康,2022,34(09):16-18.

[45] 宋欢.试论心肺复苏的院前急救进展[J].医学食疗与健康,2022,(12):152-155.